PUBLICATIONS DU VICHY-MÉDICAL

DU RÉGIME

DE

L'HYGIÈNE ET DU TRAITEMENT

DANS LE

DIABÈTE

PAR LE Dʳ C. LUGAGNE

RÉDACTEUR EN CHEF DU VICHY-MÉDICAL

MÉDECIN-CONSULTANT A VICHY

VICHY

IMPRIMERIE WALLON

1879

PUBLICATIONS DU VICHY-MÉDICAL

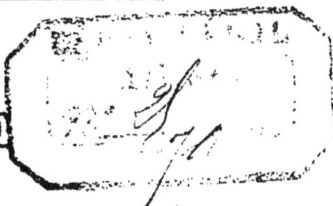

DU RÉGIME

DE

L'HYGIÈNE ET DU TRAITEMENT

DANS LE

DIABÈTE

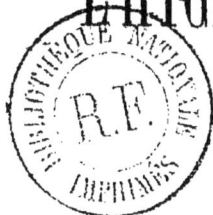

PAR LE Dr C. LUGAGNE

RÉDACTEUR EN CHEF DU VICHY-MÉDICAL

MÉDECIN-CONSULTANT A VICHY

VICHY

IMPRIMERIE WALLON

1879

DU RÉGIME

DE L'HYGIÈNE ET DU TRAITEMENT

DANS LE DIABÈTE

I

DU RÉGIME ALIMENTAIRE

Depuis longtemps il est reconnu que, dans le traitement du diabète, le régime alimentaire joue un rôle d'une importance capitale, sinon prépondérante. Et, en effet, dans certaines formes bénignes de la maladie en question, une alimentation bien comprise suffit parfois à faire disparaître la glycosurie et les autres troubles morbides, qui pour la plupart en dépendent. Dans les formes graves du diabète, où l'on n'obtient jamais qu'une amélioration plus ou moins prononcée, le traitement pharmaceutique, devenu indispensable, ne se montre d'une efficacité réelle et durable, qu'autant que les malades se résignent à proscrire de leur alimentation un certain nombre de substances sur le compte desquelles les auteurs sont malheureusement bien loin de s'entendre. Or, il importe précisément que le praticien connaisse d'une façon exacte les aliments dont l'usage peut être toléré sans inconvénients chez le diabétique, afin que celui-ci soit à même de varier son alimentation autant que possible. Un des écueils à éviter, et il est malheureusement bien difficile de réussir, c'est précisément la monotonie du régime qui engendre, à la longue, le dégoût, de telle sorte que les malades finissent par opposer une résistance invincible aux prescriptions du médecin.

D'une façon générale, on admet aujourd'hui que les féculents et les matières sucrées aggravent les symptômes du diabète, et que les individus affectés de cette maladie doivent être soumis à un régime alimentaire essentiellement azoté. On a été amené à formuler ce précepte en considération de ce fait observé déjà par Rollo, que l'alimentation végétale augmente manifestement la glycosurie, tandis que l'abstinence des végétaux et l'usage exclusif de la viande diminuent notablement la proportion relative et la quantité absolue du sucre contenu dans l'urine.

Toutefois, même de nos jours, la nécessité de soumettre les diabétiques à un régime animal est loin d'être reconnue par tous les auteurs. Ainsi Piorry conseille de prescrire aux diabétiques une alimentation riche en matières sucrées, afin de permettre à l'organisme de réparer les pertes occasionnées par l'élimination d'une quantité excessive de glycose.

De même Schiff est d'avis qu'il y a avantage à soumettre les diabétiques à un régime riche en principes ternaires (sucres et graisses). De la sorte, la formation du sucre ne se fait plus aux dépens des tissus de l'organisme, mais uniquement aux dépens des substances alimentaires ingérées.

D'autres auteurs, parmi lesquels nous citerons Rayer, Valleix, Mialhe, ont simplement contesté l'utilité du régime azoté dans le traitement du diabète, tout en accusant la suppression des féculents, de favoriser le développement de la phthisie pulmonaire, si fréquente chez les diabétiques. Il est vrai qu'ils se sont abstenus de nous fournir des preuves à l'appui de cette dernière assertion, que nous considérons pour notre part comme absolument erronée. Quant à l'influence heureuse du régime azoté sur la marche du diabète, en particulier du symptôme glycosurie, elle a été mise en lumière par des expériences très-concluantes de Christison, d'Ormerod, de Dush, de Pavy, de Seegen. Nous nous contenterons de rapporter succinctement les résultats obtenus par Pavy (1) chez un diabétique (North) qu'il a suivi et étudié avec le plus grand soin pendant deux mois consécutifs. Le malade en question rendait environ 500 grammes (10,000 grains) de sucre par jour, quand il était soumis au régime mixte. La quantité de sucre rendu descendait à 250 grammes lorsque le malade était soumis à l'usage exclusif de la viande; elle s'élevait aussitôt que des substances sucrées entraient dans son alimentation. Quand le malade était mis au régime lacté, la quantité de sucre rendu dans les vingt-quatre heures était de 100 grammes environ; elle s'élevait à 200 grammes quand le malade mangeait du pain de froment, et à 250 grammes lorsque le malade faisait usage de pain de seigle.

(1) Cases illustrating the influence of opium and some of its constituent principles in controlling the elimination of sugar in diabetes. Guys hospit. Reports. 1870.

Seegen (1), médecin à Carlsbad, un de ceux qui ont eu l'occasion de suivre le plus grand nombre de diabétiques, est arrivé à des résultats qui confirment entièrement ceux de Pavy, pour ce qui concerne l'influence que le régime alimentaire exerce sur la quantité de sucre éliminée par les diabétiques dans les vingt-quatre heures. Cette influence, plus ou moins manifeste d'un malade à l'autre, a même servi de criterium au médecin allemand pour grouper les cas de diabète en deux classes : les cas bénins, dans lesquels, comme il a été dit plus haut, sous l'influence du régime azoté, le sucre disparaît complétement, ou du moins en majeure partie, des urines, et les cas graves où l'influence heureuse du régime azoté n'est le plus souvent que très-relative. Chez les malades de la première catégorie, il existe encore une certaine tolérance pour les féculents. Au contraire, chez ceux de la seconde catégorie, lorsque l'alimentation renferme une proportion même très-minime de féculents, la quantité de sucre éliminée dans les vingt-quatre heures atteint immédiatement un chiffre très-considérable. Seegen cite le fait suivant, qui démontre de la façon la plus évidente, jusqu'à quel point la nature de l'alimentation peut

(1) SEEGEN. *Der Diabetes melitus.* — Berlin, 1875.

influencer la glycosurie chez les diabétiques.
Un malade qui, le 28 janvier, rendait 2,170
centimètres cubes d'urine avec une proportion
de sucre de 5 p. 100, ce qui fait 87 grammes
de sucre rendus dans les vingt-quatre heures,
fut soumis à l'abstinence presque complète
des féculents. On lui permettait l'usage d'une
petite quantité de pain. Le 3 février suivant,
le même malade ne rendait plus que 1,570
centimètres cubes d'urine par jour, avec une
proportion de sucre de 1.4 p. 100. La quantité
totale de sucre était donc descendue de 87 gr.
à 22 grammes. Au bout de trois autres jours,
l'urine ne renfermait plus que des traces de
sucre.

Il est donc bien établi que, chez les diabétiques, le régime azoté a une influence
heureuse incontestable sur le phénomène glycosurie. Nous avons à nous demander maintenant, si à l'aide d'un régime alimentaire
approprié, nous arrivons également à modifier
en bien les autres symptômes du diabète.

Les symptômes essentiels du diabète sont au
nombre de cinq, à savoir : la *glycosurie*, la
polyurie, la *polydipsie*, la *polyphagie* et l'*autophagie*. A côté de ces symptômes capitaux
viennent se ranger un certain nombre de phénomènes secondaires, moins constants ou plus

tardifs, mais qui, lorsqu'ils existent, ne manquent pas d'aggraver la situation pénible des malades; tels la sécheresse de la bouche, les démangeaisons, en particulier celles qui chez la femme siégent aux organes génitaux externes, la furonculose, les troubles des fonctions génitales chez l'homme, l'anéantissement des forces musculaires, les troubles de la vue, entr'autres ceux qui dépendent de la cataracte. Or, quelqu'idée que l'on se fasse de l'origine du sucre qui, chez le diabète, circule en quantité excessive dans le sang et imprègne tous les tissus de l'organisme, il n'est pas difficile de démontrer que c'est précisément cette *hyperglycémie* qui nous rend compte de tous les phénomènes morbides énumérés plus haut.

Nous n'avons point à rappeler ici les nombreuses théories émises par les auteurs qui se sont occupés de résoudre le problème de la pathogénie du diabète; constatons seulement que depuis l'époque où Willis a découvert la présence d'une matière sucrée dans l'urine des diabétiques, toutes ces théories ont eu pour objectif commun d'expliquer l'apparition d'une quantité anormale de sucre dans les liquides de l'économie. Pendant longtemps, la présence du sucre dans le sang fut considérée comme un phénomène exclusivement pathologique, lié à un trouble des fonctions digestives, et cette opinion compte encore aujourd'hui des défenseurs.

Depuis plus de vingt ans, Cl. Bernard s'est efforcé de démontrer que le sucre est un élément normal du sang et qu'à l'état physiologique, ce liquide contient toujours du glycose dans la proportion de 2 à 3 pour 1000. La glycémie des diabétiques n'est donc que l'exagération d'un phénomène normal, mais la fonction glycogénique est fort peu connue jusqu'ici, aussi, on n'a pu encore édifier une théorie du diabète sur des données physiologiques rigoureuses, et nous voyons les auteurs émettre les opinions les plus contradictoires sur la provenance des quantités excessives de sucre qu'on rencontre dans le sang des diabétiques. Toutefois, et c'est là où nous voulons en venir, tous les auteurs modernes sont d'accord pour admettre que dans le diabète, l'hyperglycémie est liée à un trouble profond de la nutrition. Que ce sucre résulte de la transformation d'une matière glycogène sécrétée par le foie, ou qu'il dérive directement d'une assimilation vicieuse des substances amylacées introduites par l'alimentation, sa formation en quantité excessive implique toujours une déviation exagérée dans l'emploi des matériaux

destinés à suffire aux échanges nutritifs. Tout
ce qui, chez le diabétique, se transforme en
sucre pour être éliminé par les divers émonc-
toires, ne peut être utilisé pour l'entretien
des fonctions normales de l'organisme. C'est
pour combler le déficit résultant de cette production en pure perte de sucre, que le diabétique devient polyphage. Son appétit ne fait
que se mettre en rapport avec les besoins de
l'économie, et lorsque l'alimentation n'est plus
à même de faire tous les frais de cette production anormale de sucre, soit que le malade
n'ait pas les moyens de se procurer une nourri-
ture assez réparatrice, ou qu'il refuse de se
soumettre au régime prescrit par le médecin,
ou que la digestion et l'absorption intestinale
deviennent languissantes, alors le sucre se
forme aux dépens des tissus de l'organisme ;
le diabétique devient autophage. Il se trouve
réduit à un véritable état d'inanition et cet
état d'inanition se traduit par une émaciation
et une prostration plus ou moins prononcées.
On voit encore diminuer la capacité de résistance que les tissus opposent aux différents
agents d'irritation qui tendent à troubler
l'équilibre des échanges moléculaires. C'est
ainsi que peut s'expliquer la tendance aux
furoncles, aux anthrax, à la gangrène, à la

tuberculisation, si manifeste à une période avancée du diabète.

Mais quelques-uns de ces troubles morbides, l'anéantissement des forces, la furonculose s'observent souvent, dans les périodes initiales du diabète, alors que la nutrition générale du malade ne paraît encore nullement compromise. Dans ce cas, leur raison d'être se trouve suffisamment expliquée par les modifications que la présence du sucre dans le sang imprime à la composition de ce liquide.

« Il y a chez le diabétique un renouvellement incessant des globules sanguins qui sont loin de posséder la qualité des globules normaux, et, ce qui le prouve, c'est que pendant la vie ils n'opposent qu'une faible résistance à l'abstinence ou mieux au ralentissement de l'absorption intestinale, puisqu'il suffit de quelques jours de diète pour en voir tomber le nombre de un million... C'est sans doute à une modification encore inconnue de leur constitution et tenant à leur formation trop rapide, qu'est due la diminution d'aptitude à l'absorption de l'oxygène et à l'exhalation de l'acide carbonique qu'on constate chez les diabétiques, presque dès le début de leur maladie, et qui va toujours augmentant avec ses progrès (1). »

(1) LECORCHÉ, *Traité du Diabète sucré*, Paris 1877.

Cette altération des propriétés physiologiques des globules nous rend compte nonseulement des troubles respiratoires et de l'abaissement constant de la température interne chez les diabétiques, mais encore de la stabilité moindre de leurs tissus irrigués par un sang vicié dans sa composition. D'un autre côté, le sucre en circulation dans le sang peut donner naissance à des produits ʹde dédoublement capables de modifier les propriétés vitales des tissus. Ainsi, il est très-probable que le sucre se transforme en acide lactique qui est un véritable paralysant de la fibre musculaire.

On s'expliquerait de la sorte comment les diabétiques soumis à l'usage de l'eau de Vichy, récupèrent en peu de jours leur énergie musculaire primitive, en même temps que la quantité de sucre rendue dans les vingt-quatre heures diminue considérablement.

La présence en excès du sucre dans le sang a encore pour effet de modifier les phénomènes de dialyse qui ont pour siége la paroi des vaisseaux : elle engendre de la sorte les deux autres symptômes essentiels du diabète, la polydipsie et la polyurie. Par suite de sa richesse plus grande en sucre, le sang du diabétique, plus concentré que le sang normal, favorise l'endosmose et attire à lui les liquides contenus dans les espaces interstitiels des tissus. A cette dessiccation des tissus, si l'on peut s'exprimer ainsi, succède le besoin d'ingérer une quantité correspondante de liquide. On s'explique de la sorte la soif dévorante qui tourmente sans cesse les malheureux diabétiques, lorsque leur urine renferme de notables quantités de sucre ; la sécheresse de la bouche, symptôme très-pénible, ne reconnaît pas d'autre cause. D'autre part, la masse du sang s'étant accrue par suite de cet afflux immodéré de liquide, une quantité équivalente de sérum transudera à travers le filtre rénal, et il se développe une polyurie en rapport avec la polydipsie. Il se passe ici une série de phénomènes analogues à ceux qu'on développe expérimentalement chez un animal dans le sang duquel on injecte une solution de chlorure de sodium. Il est à noter que chez le diabétique la diurèse est relativement lente à s'établir ; la même cause qui favorise les phénomènes d'endosmose, c'est-à-dire la richesse du sang en sucre, ralentit naturellement l'exosmose. Aussi chez le diabétique l'ingestion de grandes quantités d'eau est-elle suivie d'une évacuation abondante d'urine beaucoup plus tardivement que chez l'homme sain. (Cl. Bernard.)

C'est encore à des deshydratations inter-
mittentes du cristallin qu'on a attribué le
développement de la cataracte si fréquente à
une période avancée du diabète. Toutefois
Seegen affirme que la cataracte peut survenir
à toutes les périodes de la maladie et que sa
fréquence dépend surtout de la richesse de
l'urine (et par conséquent du sang) en sucre.
On peut d'ailleurs observer l'opacité du cristallin chez des animaux, en développant chez
eux une hyperglycémie expérimentale. Ainsi
quand chez une grenouille on introduit une
grande quantité de glycose dans le tube diges-
tif, on constate qu'au bout d'un temps très-
court le cristallin devient opaque. Mais
aussitôt qu'on replace l'animal dans des conditions qui permettent à ses tissus de reprendre
leur eau normale de constitution, le cristallin
reprend sa transparence habituelle.

Mitchell ayant injecté une certaine quantité
de mélasse sous la peau d'une grenouille a vu
survenir l'opacité des cristallins au bout de
vingt-quatre heures. Çe même expérimenta-
teur a déposé des yeux de grenouille dans
une solution sucrée; les cristallins devinrent
opaques, mais cette opacité disparut lorsque
les cristallins eurent été remis pendant un certain temps en contact avec l'eau pure.

C'est également à une action dépressive exercée par un sang riche en sucre sur les centres génitaux de la moëlle qu'on a attribué l'impotence des diabétiques, symptôme précoce et qui contraste, en général, avec la corpulence et la voracité observées au début chez ces malades.

D'un autre côté, le sucre passe en nature dans l'urine aussitôt que le sang en renferme une quantité supérieure à 2 ou 3 pour mille. Or, l'urine chargée de sucre venant à irriter les parties voisines du méat de l'urèthre, donne lieu, du côté des parties génitales externes, à des démangeaisons insupportables, en particulier chez les femmes (prurit vulvaire). C'est également à la présence du sucre dans l'urine qu'on a rapporté les éruptions multiples survenant chez les diabétiques du côté de la peau et qui souvent s'accompagnent d'un prurit très-pénible (eczéma glycosurique).

En somme, il est bien avéré que les symptômes les plus communs du diabète dépendent de la présence du sucre dans le sang et de son élimimination par les urines et la sueur. Comme d'ailleurs la glycosurie n'est qu'un effet immédiat de l'hyperglycémie, et qu'il existe un rapport constant et direct entre ces deux phénomènes pathologiques, il était permis de prévoir que toute intervention capable de restreindre la proportion de sucre contenue dans l'urine, imprimerait une modification heureuse à l'ensemble des troubles morbides qui constituent le diabète ; c'est ce que la clinique a confirmé.

L'utilité du régime azoté ne se borne pas aux effets que nous venons de décrire. Si, comme le démontrent les recherches de Christison, de Bouchardat, de Traube, de Dush, de Pavy, de Seegen, de Kulz, de Cantani et de beaucoup d'autres, l'abstinence des féculents et des aliments sucrés, entraîne une diminution de la glycémie et des principales manifestations diabétiques qui en dépendent, il est des cas où ce résultat est peu marqué. Or, il importe de savoir que même alors, une alimentation riche en principes azotés est indispensable pour combattre les effets du trouble de nutrition qui est l'essence même du diabète.

En effet, nous avons dit précédemment que, quelle que soit l'origine du sucre qui circule en quantité excessive dans le sang du diabétique, ce sucre est produit en pure perte, et quitte l'économie sans avoir pu servir aux échanges nutritifs. Or, les recherches immortelles de Cl. Bernard ont démontré que le foie produit du sucre à l'état normal et que ce sucre est

brûlé dans les tissus. La glycose du sang ne
tire pas son origine directement des produits
de la digestion intestinale des substances
saccharifiques introduites par l'alimentation ;
elle dérive de la fermentation de la substance
glycogène, véritable produit de secrétion des
cellules hépatiques. Nous ne sommes pas encore
bien fixés sur la question de savoir aux dépens
de quels principes alimentaires (ternaires ou
quaternaires) se forme la substance glycogène,
à l'état normal. Il semble démontré qu'une
alimentation riche en féculents active la formation de la matière glycogène du foie. Quand
on injecte du sucre de canne dans l'estomac
d'un animal, le contenu glycogénique du foie
augmente dans des proportions considérables,
seulement on peut se demander si en pareil
cas les matières féculentes et sucrées sont
directement transformées en glycogène ou si
elles agissent simplement comme un excitant,
stimulant la fonction glycogénique du foie.
C'est vers cette opinion que penchait Cl. Bernard. Dans tous les cas, il est certain qu'à
l'état physiologique le glycogène peut se former, par voie de synthèse, aux dépens des
principes azotés ; car si on soumet un chien
pendant un temps fort long au régime animal
exclusif, ou encore à un jeune prolongé (auquel

cas l'animal se nourrit aux dépens de ses propres tissus), le sang continue à renfermer du sucre et le parenchyme hépatique de la matière glycogène. Force est d'admettre, dans ces circonstances, que la matière glycogène est formée aux dépens des principes azotés.

Il en est encore de même dans les formes graves du diabète, où la nature de l'alimentation n'exerce qu'une influence peu sensible sur l'intensité de la glycosurie. Puisque la transformation du glycogène en sucre continue de se faire dans une proportion excessive, même lorsque l'alimentation n'introduit pas dans l'organisme des substances saccharifiques, il est de toute nécessité d'admettre que la matière glycogène qui donne naissance à la glycose du sang provient de la désassimilation de l'albumine organisée des tissus. On comprend dès lors, qu'il est indispensable que la désassimilation excessive des matériaux azotés de l'organisme trouve sa compensation dans le régime alimentaire du malade. Le régime azoté n'est plus simplement *utile,* comme dans la forme bénigne du diabète, en tant qu'il combat des symptômes plus ou moins pénibles dépendant de la glycémie ; il est devenu une *nécessité urgente* parce qu'il enraie la consomption excessive de l'organisme.

2

Dans la forme bénigne du diabète, l'hyperglycémie semble tenir à une stimulation excessive de la fonction glycogénique du foie exercée
par les aliments féculents et sucrés, et c'est
aux dépens de ces aliments que le glycogène
semble se former dans des proportions excessives. Dans la forme grave du diabète, le sti-
mulus qui imprime une activité exagérée à la
fonction glycogénique du foie réside dans l'organisme, et c'est aux dépens de l'albumine des
tissus qu'une proportion excessive du glycogène
est transformée en glycose dans le foie. Ce ne
sont pas là des conceptions purement théoriques ; l'expérience nous apprend que c'est
chez les diabétiques appartenant aux classes
pauvres de la société, qui par conséquent sont
dans l'impossibilité matérielle de se procurer
une alimentation riche en viande, que le marasme et la mort sont le plus prompts à survenir. Au contraire, les diabétiques riches qui se
soumettent aux prescriptions diététiques formulées par les partisans du régime azoté,
arrivent toujours à rendre leur existence tolé-
rable et à la prolonger pendant de nombreuses
années.

Dans l'économie du diabétique, ce ne sont
pas seulement les principes azotés qui sont en
déficit par suite d'une désassimilation exces-

sive des tissus. La non utilisation du sucre qui traverse l'organisme des diabétiques comme une véritable substance excrémentitielle, nécessite un apport plus considérable d'aliments hydrocarbonnés. Or, on évalue la quantité de carbonne consommé par l'organisme, dans les circonstances physiologiques, à 280 ou 320 gr. environ dans les 24 heures. La quantité de viande nécessaire pour couvrir cette dépense de carbone peut être évaluée à quatre livres. Comme le fait observer judicieusement Seegen, c'est là une masse alimentaire qui serait aussi indigeste pour l'estomac du malade qu'onéreuse pour sa bourse. Mais comme la graisse n'est pas transformée en sucre, on peut facilement couvrir le déficit de carbone en mitigeant le régime azoté par l'usage d'aliments gras.

Nous voilà fixés sur les indications qu'est appelé à remplir le régime diététique dans le traitement du diabète. D'une part, nous devons supprimer de l'alimentation toutes les substances capables d'activer la fonction glycogénique du foie ; les aliments saccharifiques (féculents et sucres) sont manifestement doués de cette aptitude du moins dans la forme bénigne du diabète. D'autre part, nous devons fournir à l'organisme diabétique une alimentation capable de combler le déficit résultant de la consommation excessive et en pure perte du glycogène, et d'enrayer la désassimilation exagérée des tissus. Ce déficit porte surtout sur l'azote et le carbonne des tissus. On arrivera à remplir les deux indications qui précèdent en soumettant les diabétiques à l'usage exclusif des aliments azotés et gras. Dans certains cas de *glycémie simple* où l'hyperglycémie semble être sous la dépendance immédiate de l'alimentation, l'abstinence des aliments féculents et sucrés remplira une indication capitale, elle est à même de procurer aux malades une guérison complète et durable.

Avant de passer une revue détaillée des aliments dont l'usage, en proportions variables, peut être toléré par les malades affectés du diabète, nous croyons utile de reproduire les principes généraux qui doivent guider le médecin dans le traitement de cette maladie, tels que les a formulés Seegen, dont l'autorité est grande en pareille matière.

1° Quelle que soit la forme du diabète, l'ingestion de substances amylacées ou sucrées augmente l'intensité de la glycosurie.

2° L'exagération de la glycémie a pour conséquence: d'exagérer les symptômes dûs à la présence du sucre dans le sang, tels que la polyurie, la polydipsie, la sécheresse de la bouche, la résistance moindre des tissus; d'augmenter la proportion des éléments nutritifs qui traversent l'organisme sans être utilisés, et d'engendrer de la sorte des troubles de la nutrition.

3° Chez tout diabétique il y a lieu de limiter au minimum l'ingestion des aliments amylacés et sucrés.

4° Dans les formes bénignes du diabète, on peut tolérer sans grand inconvénient l'ingestion d'une faible proportion d'hydrures de carbone, à la condition que le malade mange de la viande en abondance. Cette quantité d'aliments hydrocarbonés sera d'autant plus considérable que la tolérance de l'organisme pour ce genre d'alimentation sera plus accusée; ce qui arrive lorsque les aliments hydrocarbonés introduits avec l'alimentation ne sont que partiellement transformés en sucre.

5° Dans les formes graves du diabète, l'ingestion des aliments sucrés et amylacés doit être sévèrement prohibée.

Nous allons maintenant discuter en détail le régime alimentaire du diabétique, en nous basant à la fois sur les résultats de l'observation clinique et sur les données de l'analyse chimique des principaux aliments qui entrent dans la composition de notre régime habituel.

A. *Aliments solides*.

Pain. — Le pain que l'on mange dans nos contrées et qui est fabriqué avec de la farine de froment, renferme de 40 à 72 pour cent d'amidon. Or, l'amidon, comme tout le monde sait, est une substance féculente qui se transforme très-facilement en sucre sous l'influence de la diastase salivaire et du suc intestinal. On prévoit dès lors que l'usage du pain en proportion un peu considérable exercera chez les diabétiques une influence des plus fâcheuses sur la glycosurie et sur la marche de la maladie. Or, il n'est pas facile de décréter l'abstinence du pain. Telle est l'influence de l'habitude, qu'on ne rencontre quasi pas de malade qui consente à se passer de cet aliment, ne fusse que pendant quelques semaines. Déjà au bout de quelques jours, la privation du pain engendre un dégoût extrême pour l'alimentation et des troubles digestifs très-préjudiciable aux diabétiques.

Nous avons vu, en effet, que chez ces malades l'organisme a déjà une tendance naturelle à se trouver en déficit, tendance qui est précisément combattue par la polyphagie. Il faut donc éviter à tout prix l'anorexie et les troubles digestifs. C'est dans ce but qu'on a cherché à fabriquer pour l'usage des diabétiques un aliment qui fût en quelque sorte le succédané du pain ordinaire, qui n'eut pas les inconvénients de celui-ci, tout en satisfaisant les exigences du palais.

Dès 1840, Bouchardat proposa pour les diabétiques l'usage du pain de gluten. L'idée qui avait guidé le savant professeur d'hygiène dans ce choix était bien simple ; puisque c'est l'amidon contenu dans la farine de blé qui rend le pain ordinaire impropre à l'alimentation des diabétiques, il suffira évidemment de débarrasser, par le lavage, la farine de son amidon ; on fabriquera avec le gluten qui reste un pain qui remplira, à ce que l'on croit, les conditions voulues. Et, en effet, théoriquement, le pain de gluten est un aliment parfait pour le diabétique ; malheureusement on n'est pas encore parvenu à réaliser le pain de gluten pur. Les analyses de M. Boussingault(1) ont démontré que les différents pains et biscuits de gluten fabriqués à Paris renfer-

(1) *Annales de Chimie et de Physique,* 1875, T. V, p. 114.

ment une proportion relativement considérable de substances féculentes. Ainsi le biscuit de gluten rond, recommandé par Bouchardat, contient environ 40 pour 100 d'amidon ; le biscuit de gluten fendu en renferme jusqu'à 61 pour 100, le gluten macaroni 64 pour 100, tandis que dans le pain des boulangers de Paris, la proportion d'amidon n'est que de 55,3 pour 100.

Comme le fait judicieusement remarquer Boussingault, « 73 grammes de pain des boulangers de Paris n'introduiraient pas plus d'amidon dans une ration que 100 grammes de biscuit rond, sans être, comme le gluten, léger, friable, sec. » Il importe en effet de savoir que le pain de gluten est en général assez mal supporté par les malades qui s'en dégoûtent très-vite.

Les chiffres qui précèdent nous expliquent comment Pavy, en introduisant du pain de gluten dans l'alimentation d'un diabétique, vit la quantité du sucre éliminée dans les vingt-quatre heures s'élever de 500 gr. à 2,000 gr. Disons d'ailleurs que la plupart des pains de gluten fabriqués à l'étranger ne valent pas mieux que celui qu'on trouve à Paris, comme Seegen a pu s'en convaincre par des recherches directes. Souvent il suffit d'une goutte d'iode déposée sur une tranche de ces produits alimentaires que l'on se plaît à croire dépourvus de matière féculente, pour donner naissance à la réaction caractéristique de l'amidon. Bence Jones qui en a examiné différents échantillons, a pu constater que leur richesse en amidon variait de 16 à 44 pour cent.

Plus récemment, Budde, de Copenhague, prétend être parvenu à fabriquer un pain de gluten qui ne renferme que 2 pour 100 d'amidon et une notable proportion de cellulose. Il affirme avoir expérimenté ce pain chez des diabétiques sans qu'il en résultât une augmentation de la quantité de sucre éliminé par les urines. Nous ne savons pas jusqu'à quel point de nouvelles expériences faites avec ce même produit réussiront à réhabiliter le pain de gluten, sur la valeur pratique duquel on s'est beaucoup abusé chez nous en France. Nous sommes disposé, quant à nous, à croire que les échantillons que l'on trouve habituellement dans le commerce, outre qu'ils sont plus difficilement digérés par les malades, exercent sur les manifestations du diabète une influence presque aussi fâcheuse que le pain ordinaire.

Prout a vanté l'usage du pain de son pour l'alimentation des diabétiques; or, le son renferme une proportion relativement assez

élevée d'amidon (40 pour 100 d'après les analyses de Moleschott). Comme pour la farine
ordinaire, la question est toujours de savoir
jusqu'à quel point on arrive, par des lavages
répétés, à débarrasser le son de la matière
féculente. De plus, comme l'a fait remarquer
Seegen, le pain de son contient une notable
proportion de cellulose qui irrite l'intestin et
favorise le développement de la diarrhée. Il
est donc peu probable que l'usage du pain
de son puisse étré toléré longtemps par les
diabétiques, si tant est qu'il renferme moins
d'amidon que le pain de gluten.

Pavy a vanté l'usage du pain d'amandes
douces pour le traitement diététique du diabète. Les amandes qui servent à la fabrication
de ce pain doivent être traitées par de l'eau
bouillante légèrement acidulée pour être dé-
barrassées du sucre (9 pour 100) et de la dextrine qu'elles renferment. Le résidu fourni par
cette manipulation est une farine ne contenant
plus de substances saccharifiques et qui renferme environ 24 pour 100 d'émulsine (matière
albuminoïde) et 54 pour 100 de matières
grasses. Seegen reproche au pain fabriqué avec
cette farine sa trop grande richesse en matières
grasses ; mais on a vu précédemment qu'il y a
avantage à combiner, dans le régime alimen-

taire des diabétiques, l'usage des substances albuminoïdes avec celui des matières grasses. Un reproche plus que grave qu'on peut adresser au pain préparé suivant la formule de Pavy, c'est qu'il est très-coûteux, ce qui le rend inaccessible aux bouches peu fortunées. Seegen expérimente depuis des années le pain d'amandes douces chez les malades qu'il a occasion de traiter et il se félicite beaucoup des bons effets qu'il en a retirés. Il est à souhaiter que son emploi se répande en France, et que les résultats obtenus par Pavy et Seegen soient confirmés par de nombreuses observations.

En attendant, nous nous rallions à l'opinion d'un grand clinicien, de Trousseau, qui reproche au fameux pain de gluten, si en honneur encore aujourd'hui, d'être d'un goût très-peu agréable, sans offrir en réalité aucun avantage. Les analyses chimiques de Boussingault, de Moleschott, de Bence Jones, ont fait voir tout ce que cette assertion avait de fondé.

Tant que l'on n'aura pas trouvé un pain qui puisse être ingéré sans inconvénient, par les diabétiques, nous tolérerons chez ces malades, *en quantité aussi restreinte que possible,* du pain ordinaire, imitant en cela la pratique de Seegen, de Lecorché et d'autres hommes d'expérience. Bien entendu, la quantité de pain dont l'usage pourra être permis dans un cas donné, dépendra et du degré de gravité du diabète et de l'état des fonctions digestives. Jamais d'ailleurs le médecin ne devra négliger de prévenir les malades qu'en s'écartant des doses qu'il aura rigoureusesement formulées, ils s'exposent à une aggravation certaine de leurs maux.

Un petit détail qui a son importance pratique, c'est que la brioche, d'après les analyses de Boussingault, renferme un peu moins d'amidon, un peu plus de gluten, et beaucoup plus de matières grasses que le pain ordinaire. A ces trois points de vue elle convient mieux que ce dernier aux diabétiques. Le médecin pourra donc, sans grand inconvénient, tolérer de temps à autre, l'usage d'un aliment qui, en flattant la gourmandise de ses malades, contribuera à calmer l'impatience et à diminuer le dégoût qu'engendre un régime par trop monotone.

Viande.— La viande des animaux vertèbres (viande de boucherie, volaille, gibier) est de tous les aliments celui qui convient le mieux aux diabétiques. Cette règle s'applique non-seulement à la chair musculaire, mais aussi aux organes internes, tels que le cerveau, les rognons, etc. Il n'y a d'exception à faire que pour le foie qui, surtout chez les herbivores, est très-riche en matières sucrées.

Il est bien entendu que dans la préparation de ces aliments il ne devra entrer aucun apprêt contenant du sucre ou des féculents.

La chair des poissons, du homard, de l'écrevisse, est également d'un usage inoffensif pour les diabétiques.

Par contre, les recherches de Moleschott ont révélé la présence dans les mollusques (huitres, moules) d'une certaine quantité de sucre réductible par la liqueur cupro-potassique.

Doit-on permettre aux diabétiques de manger de la viande à leur faim? Cantani a fait ressortir combien est erronée l'opinion de beaucoup de médecins qui croient qu'il y a tout avantage à ce que les diabétiques ingèrent de la viande en aussi grande quantité que possible. Quand il est question de formuler la ration alimentaire d'un malade, ce n'est pas sur son appétit qu'il faut se régler, mais bien sur l'énergie de ses fonctions digestives et assimilatrices. En tolérant ou en prescrivant l'usage de la viande en quantité excessive, le médecin expose les malades affectés de diabète à deux inconvénients graves: à des troubles digestifs, qui chez les diabétiques exercent toujours une

influence des plus fâcheuses sur l'état général,
et une augmentation de la glycémie et de la
glycosurie. En effet, outre que la viande renferme une espèce particulière de sucre, elle
peut parfaitement se transformer en glycogène
et en glycose. Chez l'individu affecté de la
forme grave du diabète, cette transformation
a lieu effectivement aux dépens de la viande
non-assimilée, non fixée dans les tissus.

Pour prévenir les troubles digestifs qu'entraîne à la longue le régime carné, et pour
favoriser la digestion et l'assimilation de quantités notables de viande ingérée par les diabétiques, Cantani a proposé d'administrer à ces
malades l'acide lactique. Mais comme nous le
verrons un peu plus loin, il est démontré que
ce produit a précisément pour effet d'exagérer
la glycosurie chez les diabétiques. Il y a donc
tout avantage à lui substituer l'acide chlorhydrique ou les alcalins, l'eau de Vichy, par
exemple.

Autres aliments tirés du règne animal. —
Les *œufs* constituent déjà un aliment moins
parfait pour les diabétiques. D'après les analyses de Moleschott, les œufs renferment en
effet une assez grande quantité de sucre de
lait.

Pour la même raison, le *beurre* et le *fromage* ne doivent être permis aux diabétiques qu'en petites quantités. En parlant du lait qui sert à la fabrication de ces deux aliments, nous verrons que l'ingestion de la lactose en quantités un peu notables augmente sensiblement la glycosurie.

Les *graisses* animales (le beurre excepté) conviennent aux diabétiques au même titre que la viande. Nous avons déjà dit qu'il y a grand avantage à mitiger le régime carné par l'adjonction d'une certaine quantité de graisse. De la sorte, des quantités moins considérables de viande deviennent nécessaires pour combler le déficit de carbone résultant de la désassimilation excessive des tissus chez les diabétiques. Seulement, les graisses sont généralement mal supportées par l'estomac. Pour obvier à cet inconvénient, Cantani a eu l'idée d'ordonner à ses malades des graisses pancréatisées, pratique qui lui a rendu de très-grands services chez les diabétiques amaigris et dont les digestions sont mauvaises. La préparation de cette graisse pancréatisée consiste dans une certaine quantité de saindoux en contact avec de petits morceaux de pancréas frais de veau, d'agneau, de chevreau, etc. On laisse cette digestion artificielle durer trois

heures environ, après on fait légèrement frire
le tout au feu. Reste à savoir si cette préparation ne sera pas acceptée avec trop de répugnance par les malades.

Légumes. — Les différents légumes qui
figurent dans nos menus, contiennent des proportions variables de fécule et de sucre. Ainsi,
les plantes celluleuses telles que les épinards,
l'oseille, le cresson, n'en renferment presque
pas. Les diabétiques pourront donc manger
impunément de ces légumes.

Les asperges, les choux ordinaires, les
choux-fleurs, les choux de Bruxelles, les artichauts, les champignons, renferment de petites
quantités de matière sucrée. Leur usage ne
devra donc être permis aux diabétiques qu'en
quantités restreintes.

Les racines doivent être sévèrement défen-
dues parce qu'elles sont riches en matière
sucrée et en amidon. Il en est de même des
pommes de terre qui renferment environ 23
pour 100 de matières amylacées, des haricots,
des pois et des lentilles, qui en contiennent
de 48 à 55 pour 100, du maïs, du riz et du
sagou, qui en renferment jusqu'à 76 pour 100,
des carottes, des navets et des betteraves.

En somme, les légumes que l'on peut sans

inconvénients ordonner aux diabétiques se réduisent à un petit nombre : ce sont les épinards, l'oseille, les différentes espèces de salade, en particulier le cresson.

Fruits. — A part les *noix*, dont les diabétiques peuvent manger à discrétion, les fruits renferment tous de la matière sucrée en proportions notables. Ainsi les différentes espèces de baies contiennent de 4 à 5 pour 100 de sucre et de dextrine, les poires et les pommes de 8 à 13 pour 100, les cerises environ 18 pour 100, les raisins de 15 à 20 pour 100, les prunes et les pêches, de 15 à 26 pour 100, les abricots environ 20 pour 100, les châtaignes 28 pour 100 (sucre et amidon).

De ces chiffres il ressort clairement que l'usage des fruits doit être sévèrement prohibé dans les formes graves du diabète. Dans les formes légères, on pourra permettre aux malades de manger en petites quantités des fraises, des framboises, des pommes et des poires. Seegen fait remarquer que l'ingestion d'une pomme du poids de 50 grammes n'introduit dans l'organisme que 4 à 6 grammes de sucre et de dextrine, ce qui ne saurait avoir grand inconvénient chez un malade atteint de la forme légère du diabète.

3

On a soutenu il est vrai que l'usage des fruits est loin d'être aussi préjudiciable aux diabétiques que ne le font craindre de prime-abord les données fournies par l'analyse chimique. On a fait remarquer que la matière sucrée contenue dans la plupart des fruits est représentée en majeure partie par de la pectine. Or, d'après les recherches de Frémy, la pectine ne serait pas susceptible de se transformer en sucre. Mais deux médecins allemands, Lüchsinger et Salomon ont démontré par des expériences directes que l'ingestion de la matière sucrée extraite des fruits augmente notablement la richesse du foie en glycogène.

L'usage des fruits qui nous viennent des pays chauds, tels que les figues, les dattes, les oranges, et qui contiennent jusqu'à 60 p. 100 de matière sucrée, doit être encore plus sévèrement défendu que celui des fruits de nos contrées. Il en est de même des fruits secs et des fruits confits.

Sucre. — Le sucre ingéré en nature ou employé pour édulcorer les boissons ou les potions médicamenteuses doit être sévèrement exclu de l'alimentation des diabétiques. Il y a pourtant une restriction à faire pour la *mannite*. Les expériences de Kültz démontrant que l'ingestion de la mannite ne donne pas lieu à l'apparition du sucre dans les urines. D'un autre côté, Lüchsinger et Salomon ont pu constater que cette matière sucrée n'est pas transformée en glycogène dans l'organisme animal; aussi Seegen conseille de permettre aux diabétiques l'usage de la mannite pour sucrer leur boisson.

Sel. — L'usage du sel ne doit être permis qu'à doses modérées aux diabétiques. En effet, Bock et Hoffmann (1) ont pu provoquer une melliturie expérimentale chez des chiens auxquels ils injectaient du chlorure de sodium dans les veines. D'autre part, Cantani a pu constater que l'ingestion d'une notable quantité de sel fait réapparaître chez les diabétiques la glycosurie disparue depuis un certain temps. Il semble que le sel introduit dans l'organisme favorise en activant les phénomènes d'osmose, le passage dans le sang du glycogène et du sucre renfermés dans les tissus et qu'il entrave la combustion du sucre dans ces derniers.

Vins. — Le vin renferme différents principes

(1) Bock et Hoffmann. *Experim. studien über Diabetes.* Berlin, 1874.

qui exercent sur l'organisme une action variable. Il y a d'abord l'alcool, qui est considéré aujourd'hui comme un agent d'épargne lorsqu'on en ingère en quantités modérées. C'est à tort que Guntzler (1) a soutenu que l'ingestion de l'alcool pur augmente la glycosurie des diabétiques.

Des expériences nombreuses démontrent que les individus affectés de la forme bénigne du diabète, boivent impunément des quantités assez considérables de vins (non sucrés), lorsqu'ils se soumettent au régime carné.

Le vin renferme encore du sucre et du tannin en proportions variables. L'influence fâcheuse du sucre sur la glycosurie est connue de tous. Quand au tannin, son introduction dans l'organisme animal, a pour effet de modérer la polyurie.

On comprend, dès lors, que les vins vieux assez riches en alcool, ne renfermant que de très-petites quantités de sucre et des quantités assez notables de tannin, conviendront parfaitement aux diabétiques. Les vins de Bordeaux remplissent admirablement ces conditions; très-riches en tannin, renfermant une proportion suffisante d'alcool, c'est tout au plus s'il

(1) GUNTZLER. *Ueber diabetes mellitus*. Tubingue, 1859.

contiennent 2 pour 100 de matière sucrée. De même la plupart de nos vins de table peuvent être permis sans inconvénients aux diabétiques.

Au contraire, les vins de liqueurs tels que le Malaga, le Xérès, le vin de Chypre, le vin de Champagne, qui contiennent jusqu'à 15 et 25 p. 100 de sucre, doivent être sévèrement prohibés. Cette prohibition s'étend également aux spécialités de vins de quinquinas, très-riches en matière sucrée et qui sont aujourd'hui fort recherchés du public pour leur goût agréable.

L'usage des *eaux-de-vie* sera défendu pour le même motif.

Bière. — La *bière* ordinaire, fabriquée en Allemagne et dans nos départements de l'Est, renferme en moyenne 1 p. 100 de sucre, avec une quantité beaucoup plus notable de dextrine. Suivant Seegen, la dose de dextrine et de glycose contenue dans un litre de bière d'Allemagne serait de 10 gr. Michel Levy et Payen l'évaluent au contraire à 41 grammes. Ces chiffres démontrent suffisamment que les diabétiques auront tout avantage à s'abstenir de l'usage de la bière qui, d'ailleurs, engendre facilement des troubles digestifs.

Lecorché pense toutefois que la bière anglaise qui renferme moins de sucre et d'alcool que les bières allemandes peut être permise à ces malades.

Cidre. — L'usage du cidre qui contient en moyenne 20 p. 100 de matière sucrée, sera sévèrement défendu.

Lait. — Le lait de bonne qualité renferme environ 5 p. 100 de sucre (lactose). Néanmoins le régime lacté a été vanté par un certain nombre de médecins anglais, dans le traitement du diabète. Des recherches de Pavy (1), il résulte, en effet, qu'à la période cachectique de cette maladie le lait à hautes doses peut être de quelque utilité. Mais ce même médecin a pu constater qu'à la période d'état du diabète, l'ingestion du lait exerce une influence fâcheuse très-manifeste sur la glycosurie.

Ainsi chez le malade North, sur lequel il a étudié pendant deux mois consécutifs l'influence de l'alimentation sur l'élimination du sucre par les urines, Pavy a vu la quantité de sucre rendue dans les vingt-quatre heures s'élever de 569 à 1,198 grains, à la suite de l'in-

---

(1) PAVY. *Skim-milk treatment in diabetes.* ¡The *Lancet,* 1873.

gestion quotidienne de 1,240 centimètres
cubes de lait. Burklay, Greenhow, Nicol,
Roberts, ont également constaté l'influence
fâcheuse du régime lacté sur la marche du diabète. Salomon (1) a démontré expérimentalement que la richesse du foie en glycogène
augmente notablement chez les lapins qu'on
nourrit avec du sucre de lait. Dans une de ces
expériences, la quantité de glycogène extraite
du foie s'élevait à 2 gr. 03.

Thé et *Café*.— Le thé et le café renferment
bien une certaine quantité de matière amylacée
et sucrée, mais qui ne passe qu'en très-faibles
proportions dans les infusions préparées avec
ces deux substances. Or, le café et le thé appar-
tiennent, comme l'alcool, à la catégorie des
agents d'épargne. Ce ne sont pas des aliments
dans le sens propre du mot, car ils ne renferment pas de quoi réparer les pertes de notre
organisme ; mais ils enraient le mouvement de
désassimilition qui, chez les diabétiques, atteint
une intensité extrême. Il y aura donc tout
avantage à permettre à ces malades l'usage en
quantité modérée, du thé et du café. On leur
recommandera naturellement de n'ajouter aux

(1) SALOMON. *Centralblats für medic. Wissensch.*
p. 179, 1874.

infusions de ces deux substances ni sucre, ni crême. Pour satisfaire leur gourmandise, on a proposé de remplacer le sucre par de la mannite, et la crême par du blanc d'œuf battu. On pourra tolérer ces mélanges, si toutefois ils sont du goût du malade.

Cacao. — Le cacao renferme environ 18 p. 100 de sucre et de dextrine, et ne doit pas, dès lors, figurer sur la carte des aliments dont l'usage sera permis impunément aux diabétiques. Cette prohibition s'étendra naturellement au chocolat qui renferme une quantité plus notable encore de sucre.

Bouillon. — Le bouillon qui ne contient ni féculents, ni matière sucrée, mais qui renferme une notable proportion de matériaux d'épargne, et qui, au point de vue de ses propriétés alimentaires, peut être rangé à côté de l'alcool, du thé, du café, du cacao, constitue une boisson excellente pour les diabétiques. Il n'en est plus du tout de même des potages, la plupart des substances qui entrent dans la préparation de cet aliment étant très-riches en principes amylacées (le riz, le sagou, le vermicelle, en contiennent jusqu'à 70 p. 100.

L'eau pure qui, en somme, constitue la base de toutes les boissons, est indispensable au diabétique plus encore qu'à l'homme sain. Chez le premier, en effet, la soif est exagérée, parce que, comme nous l'avons dit précédemment, la déshydratation des tissus est plus active par le fait de la glycémie. La présence en excès du sucre dans le sang, favorise, en effet, les phénomènes d'osmose. La déshydratation plus active des tissus se traduit par la polyurie ; celle-ci nécessite naturellement l'introduction dans l'économie d'une quantité d'eau équivalente à celle qui est éliminée par les voies d'excrétion. En principe, on est donc conduit à admettre qu'il faut laisser les diabétiques boire de l'eau à leur soif. Mais cette règle est passible de certaines restrictions. L'ingestion de l'eau en trop grandes quantités trouble volontiers les fonctions digestives. D'un autre côté, le médecin devra s'attacher à calmer la soif des malades en s'attaquant à la source du mal, c'est-à-dire en diminuant la glycémie. Enfin, il faut distinguer entre le besoin réel de boire, qui est en rapport avec la polyurie et la déshydratation des tissus, et la soif apparente qui résulte de la sécheresse de la bouche, symptôme habituel chez les diabétiques.

Pour calmer cette fausse soif, on conseillera

aux malades de conserver de l'eau fraîche dans la bouche, sans l'avaler (Seegen).

Ce serait ici le cas de parler de l'eau de Vichy et des bienfaits indéniables que les diabétiques retirent de l'emploi méthodique de cette eau salutaire. Mais comme elle constitue, en somme, une boisson médicamenteuse, nous nous réservons d'en parler longuement au chapitre qui sera consacré au traitement pharmaceutique du diabète.

Parvenus à la fin de cette étude du régime alimentaire des diabétiques, il nous reste à dresser le tableau détaillé des aliments et des boissons qui conviennent ou non à cette catégorie de malades, de telle sorte que le praticien soit bien fixé sur les aliments qu'il a intérêt à leur prescrire, et sur ceux dont l'usage doit être plus ou moins sévèrement défendu.

ALIMENTS SOLIDES.

Peuvent être permis en toutes quantités:
Chair fraiche de tous les animaux vertébrés (bœuf, veau, mouton, cochon, gibier, poulet, pigeon, canard et poissons), viande fumée, jambon. Organes internes de ces mêmes animaux, tels que cervelles, rognons, le *foie*

excepté. Gelées. Homard, écrevisses, crevettes. Graisses animales.

Epinards, cresson, oseille, pissenlit, laitue et romaine. Noix.

Peuvent être permis en petites quantités :

Huitres, moules, crême, beurre, fromage, sel et vinaigre. Choux ordinaires, choucroute, choux-fleurs, choux de Bruxelles, artichauts, asperges, haricots verts, champignons, fraises, framboises, pommes et poires (en très-petites quantités).

Seront sévèrement défendus :

Farinages (nous avons dit qu'il y a avantage à permettre aux malades atteints de la forme légère du diabète de petites quantités de pain ordinaire et de brioche), féculents, en particulier les pommes de terre, riz, maïs, tapioca, sagou, semoule, arowroot, pois, haricots secs, cerises, raisins, prunes, pêches, abricots, mirabelles, châtaignes, amandes, fruits des pays chauds tels que les oranges, les citrons, dattes, fruits confits; sucrés.

BOISSONS.

Peuvent être permis en toutes quantités :

Eau commune, eaux gazeuses naturelles et artificielles. Vins français et surtout le vin de

Bordeaux, vins du Rhin, bouillon, lait, bière anglaise, thé, café, limonade non sucrée.

Seront sévèrement défendus :

Vins sucrés (Champagne, Madère, Xérès, Chypre, Frontignan etc), cidre, eaux-de-vie, liqueurs, sirops, bières ordinaires, cacao et chocolat, glaces et sorbets.

Nous avons dit que pour édulcorer leurs boissons et *leurs potions*, les diabétiques peuvent sans inconvénients recourir à l'usage de la mannite.

II

HYGIÈNE DES DIABÉTIQUES

Les prescriptions hygiéniques constituent en quelque sorte le complément obligatoire des prescriptions alimentaires, dans le traitement du diabète. La première question qui s'impose au médecin appelé à formuler le régime général qui convient dans cette maladie, est relative au mouvement musculaire. Un médecin très distingué, M. le professeur Bouchardat, partant de ce fait que le travail musculaire augmente les combustions organiques et nécessite l'inhalation d'une quantité plus considérable d'oxygène, a pensé que si l'abstinence des aliments féculents diminue la glycémie en limitant la production du sucre dans le sang, un régime hygiénique bien entendu arriverait au même but en exagérant la combustion de ce sucre. Bouchardat recommande donc à ses diabétiques de faire de la gymnastique et de l'exercice musculaire autant qu'ils le pourront. Or Külz, qui a étudié avec

le plus grand soin l'influence du travail musculaire sur la glycosurie chez cinq diabétiques,
a constaté que chez deux de ses malades l'exercice en plein air amenait une diminution manifeste de la quantité de sucre éliminée. Chez
deux autres, au contraire, la quantité de sucre
éliminée pendant les périodes de mouvement
et les périodes de repos étaient sensiblement
les mêmes. Enfin chez le dernier l'exercice
musculaire eut pour conséquence une exagération manifeste de la glycosurie. Il est à noter
que les deux premiers diabétiques étaient des
individus fortement musclés, ce qui explique
l'action bienfaisante que procura chez eux le
travail musculaire. Les autres au contraire
avaient une musculature très-grêle et c'est là le
cas habituel chez les diabétiques, comme le fait
remarquer Seegen. Il ne faut pas perdre de
vue que si un exercice modéré en plein air ne
peut qu'avoir une influence salutaire sur la
marche du diabète, toutes les causes de sur-
mènement auront un retentissement tout particulièrement facheux sur l'organisme, dans
une maladie où les tissus présentent une stabilité bien moindre qu'à l'état normal. On se
contentera donc de prescrire aux diabétiques
des promenades et des exercices peu fatiguants,
n'allant pas jusqu'à provoquer la sueur.

L'hydrothérapie, les bains simples, les bains de mer et en général toutes les pratiques qui ont pour effet d'accélérer le renouvellement matériel, devront pour les mêmes raisons être uniquement réservés aux cas légers et peu avancés. Quant à l'administration des eaux minérales, nous nous réservons d'en parler au chapitre qui sera consacré au traitement thérapeutique du diabète.

Pour les malades qui sont dans un état de fortune leur permettant des déplacements, on conseillera le séjour à la campagne, sous un climat tempéré. Les climats chauds sont particulièrement contraires aux diabétiques, parce qu'ils exagèrent la sensation si pénible de la soif, diminuent l'énergie des fonctions digestives et ralentissent la combustion des hydrocarbures. D'un autre côté, le froid en activant les échanges nutritifs, augmente les pertes de l'organisme qu'on a tant de peine à équilibrer chez les diabétiques. Mais il faudra aussi se garder d'arracher aux diabétiques avancés ce qui leur reste de leurs forces, en les exposant aux fatigues d'un long voyage.

Nous croyons avoir démontré que le régime diététique est loin de répondre à tous les *desirata* du problème à résoudre dans le traitement du diabète. Dans les formes graves, un régime alimentaire bien compris peut tout au plus atténuer l'intensité des phénomènes morbides et enrayer les progrès de la maladie pendant un temps plus ou moins long. Dans la forme bénigne du diabète, le bénéfice que procure au malade l'abstinence des féculents et des aliments sucrés est, à la vérité, plus considérable; lorsque le malade suit avec persévérance les prescriptions alimentaires telles que nous les avons formulées, le sucre peut complètement disparaître des urines en même temps que se dissipent tous les symptômes pénibles qui dépendent de l'hyperglycémie. Mais cette guérison n'est qu'apparente. Il est peu de malades qui, tôt ou tard, ne se révoltent contre la sévérité du régime qu'on leur impose. Tous les médecins qui ont quelque expérience du diabète savent combien il est difficile d'éviter cet écueil. Or, dès que les malades reviennent à l'usage des aliments féculents, la glycosurie et les autres symptômes du diabète reparaissent de plus belle. Le traitement diététique réclame donc, comme complément obligé, un traitement thérapeutique.

Malheureusement, disons-le dès l'abord, ce dernier a été jusqu'ici impuissant à combler la lacune que nous venons de signaler. Il n'existe pas de médicament capable d'amener une gué-

rison radicale, définitive, du diabète. Si convaincu que nous soyons de l'inappréciable
utilité des Eaux de Vichy dans le traitement
de cette maladie, nous sommes bien éloigné
d'en faire un spécifique, un moyen souverain.
Il n'en est pas moins vrai que, de tous les
palliatifs, de tous les adjuvants du traitement
diabétique, l'eau de Vichy est le plus héroïque
autant par ses effets immédiats que par l'action
à longue portée qui survit plus ou moins longtemps à la médication. La preuve de cette
assertion, nous la fournirons dans l'exposé
que nous allons faire des principaux médicaments dont l'emploi a été vanté dans le traitement du diabète. Il ne nous sera pas difficile
de démontrer que, si certains produits pharmaceutiques ont pu, dans certains cas, donner
des résultats favorables, leur efficacité a toujours été passagère, souvent même elle ne
persistait pas jusqu'à la fin du traitement.

On peut dire que depuis la découverte du
diabète sucré, tous les agents de la thérapeutique ont été expérimentés dans cette maladie.
Comme il arrive en pareils cas, il s'est toujours trouvé des novateurs enthousiastes, prêts
à voir dans le médicament à la mode un spécifique infaillible. D'ailleurs, quand on expérimente une médication quelconque chez un

diabétique, il est extrêmement facile d'obtenir des succès apparents ; il suffit pour cela de soumettre le malade à un régime approprié, et de mettre sur le compte de la médication ce qui n'est que l'effet du régime. Il faut savoir aussi qu'en s'adressant tour à tour aux ressources les plus variées de la thérapeutique, les auteurs n'ont pas toujours marché à l'aventure. Le choix de la médication était le plus souvent dicté par les théories régnantes sur cette maladie, et l'on sait combien ces théories sont nombreuses. Ainsi, tant que le diabète fut considéré comme lié à un trouble des fonctions rénales, on crut devoir prôner dans le traitement de cette maladie, les astringents et tous les médicaments capables de diminuer la diurèse, les dérivatifs, etc.

Lorsque, plus tard, on plaça la cause première du diabète dans un trouble des fonctions digestives, on s'adressa, pour le combattre, tantôt aux vomitifs et aux purgatifs, tantôt aux médicaments capables de réveiller les fonctions de l'estomac (pepsine, acides, alcalins), où de prévenir le développement de fermentations anormales (acide chlorhydrique, lactique, créosote, acide phénique).

Plus récemment, depuis que le phénomène de l'hyperglycémie a tout particulièrement attiré l'attention des physiologistes, les cliniciens ont été naturellement amenés à expérimenter les moyens capables de favoriser la combustion du sucre contenu dans le sang (permanganate de potasse, chlore, alcalins, oxygène, ozone, bioxyde d'hydrogène).

Puis ce fut au tour des médicaments dont on attendait une action modificatrice sur le système nerveux ou sur la circulation du foie (narcotiques, strychnine, quinine, seigle ergoté, acide salicylique). Enfin certains médecins ont pensé que l'élimination d'une quantité excessive de sucre par les urines dictait une indication impérieuse, celle de remplacer dans l'organisme le sucre non utilisé, par des produits similaires tels que l'alcool, l'acide lactique, la glycérine, le sucre, etc. On est allé jusqu'à expérimenter dans le traitement du diabète les courants continus et la transfusion ! (1).

Nous nous bornerons à parler ici des médicaments les plus connus, dont l'utilité relative est incontestable ou qui, vantés par des auteurs en renom, ne peuvent qu'exercer une action fâcheuse sur la marche du diabète, ce dont il importe au praticien d'être prévenu.

(1) SHRIVER, (de Cincinnati), *Philad. Med. Times*, N° 204, 1875.

Opium. — Suivant Senator, l'opium était
déjà employé dans le traitement du diabète
par Aétius. A une époque plus rapprochée de
nous, Rollo, J. Frank, Tomassini, ont vanté
les bons effets de cette médication. Mac Gregor
et Willis, s'appuyant sur de nombreuses observations, ont signalé l'opium comme un
médicament apte à diminuer l'intensité de la
polydipsie, de la polyphagie, de la polyurie et
de la glycosurie.

Dans ces dernières années, Kratschmer (1)
a fait des expériences très-intéressantes sur
l'efficacité de l'opium et de la morphine dans
le traitement du diabète. Pendant 67 jours
consécutifs, il a administré à un malade des
doses quotidiennes d'extrait aqueux d'opium
variant de 120 milligr. à 2 gr. La quantité de
sucre éliminée dans les vingt-quatre heures
diminua promptement, et l'urine, à un moment
donné, n'en contenait plus de traces. Toutefois, au bout de sept semaines environ de ce
traitement, la méliturie reparaissait, mais
avec une intensité quatre à cinq fois moindre
qu'au début de l'expérience. L'administration
de la morphine eut également une influence
très-manifeste sur la glycosurie, même quand

(1) KRATSCHMER, *Sitzungsberichte der W. Akadem.
der Wissensch.* T. LXVI.

le malade suivait le régime mixte. Mais jamais le sucre ne disparut en totalité de l'urine.

Kretschy (1), qui a également administré la morphine à des diabétiques, et cela pendant des périodes de temps fort longues (97 jours chez un malade), a pu constater que *toujours l'effet utile est purement transitoire.*

Pavy (2) a expérimenté l'action de l'opium et de ses principaux alcaloïdes (morphine, codéïne, narcéïne) sur treize diabétiques soumis aux régimes alimentaires les plus variés. Deux fois la médication opiacée n'eut absolument aucun effet utile appréciable. Chez les onze autres diabétiques, elle diminua l'intensité de la glycosurie. Chez deux de ces derniers malades, l'effet de la médication alla en diminuant à la longue, à en juger par la glycosurie, dont l'intensité alla de nouveau en augmentant. De plus, Pavy a été à même de constater que la quantité de sucre éliminé dans les vingt-quatre heures remonte au chiffre initial aussitôt qu'on suspend l'administration de l'opium. Quant à l'action comparative des divers alcaloïdes de l'opium, c'est la codéïne qui jouirait

---

(1) KRETSCHY, *Wiener méd. Wochenschr.* Nᵒˢ 3 et 4, 1873.

(2) PAVY, *Cases illustring the influence of opium, etc. Guy's hosp. Reports.* T. XV.

de l'efficacité la plus accentuée, tandis que la narcotine et la narcéïne semblent n'exercer aucune influence appréciable sur la marche de la glycosurie.

En somme les préparations opiacées peuvent, dans certains cas, exercer une influence heureuse sur la marche du diabète, mais cette action favorable, qui n'est pas constante, est toujours passagère, et de plus l'administration prolongée de ces préparations engendre une constipation rebelle et de l'anorexie, complications qui peuvent avoir de graves inconvénients.

L'amélioration passagère que procure à certains diabétiques l'administration de l'opium serait due, suivant Kratschmer, aux modifications que ce médicament imprime aux échanges nutritifs. Cette opinion s'appuie uniquement sur l'augmentation de poids corporel qui, chez les diabétiques, se montre habituellement dans le cours de la médication opiacée. Or, Seegen objecte judicieusement que cette augmentation du poids corporel s'explique non-seulement par la diminution de la glycosurie, mais surtout par l'accumulation des matières fécales dans le gros intestin, due à la constipation opiniâtre qu'occasionne toujours l'usage prolongé des opiacés. Il est à noter, d'ailleurs, que chez le malade sur lequel ont porté les expériences de Kratschmer, le chiffre de l'urée éliminée dans les vingt-quatre heures ne s'abaissa que dans les premiers jours du traitement par les préparations opiacées. Dans les dix-sept derniers jours, ce chiffre s'éleva beaucoup au-dessus de la valeur qu'il atteignait avant le traitement. L'opium agirait donc plutôt en stimulant qu'en enrayant les échanges nutritifs, et, à ce point de vue, son emploi serait formellement contre-indiqué dans le traitement d'une maladie dont un des plus grands dangers réside précisément dans une désassimilation excessive des tissus.

Arsenic. — L'emploi de l'arsenic était depuis longtemps employé d'une façon empirique dans le traitement du diabète, entre autres en France par Devergie (1) et Trousseau. L'emploi rationnel de ce médicament se base sur les recherches de Saikowsky (2), qui a démontré que chez les animaux empoisonnés par l'arsenic, la richesse du foie en glycogène diminue jusqu'à disparaître complètement et

(1) DEVERGIE et FOVILLE fils. *Du traitement du diabète au moyen de l'arsenic. Gazette méd. de Paris.* N° 22, 1870.

(2) SAIKOWSKY. *Centralblatt für medic. Wissensch,* p. 769, 1865 et p. 65, 1867.

que la piqure du plancher du quatrième ven-
tricule, au point bien connu, n'engendre plus
la glycosurie, pas plus que les injections sous-
cutanées de curare.

Dans ces derniers temps, on a publié un
grand nombre de faits contradictoires qui sont
loin de démontrer que chez l'homme, l'arsenic,
administré à doses thérapeutiques, enraie
sensiblement la glycosurie. Ainsi Leube (1)
a, pendant deux mois consécutifs, administré
quotidiennement à un diabétique trente gouttes
de la solution de Fowler, dose que le malade
supportait parfaitement. Le malade était soumis au régime alimentaire mixte. Dans le cours
du traitement arsénical, la quantité de sucre
éliminée dans les vingt-quatre heures s'abaissa
de 570 grammes à 352 grammes. Chez un
autre malade traité par Leube, et qui prenait
tous les jours soixante gouttes de liqueur de
Fowler, la quantité totale de sucre éliminée
dans le cours de la cinquième semaine du
traitement, était de 2,222 grammes (quantité
d'urine, 25 litres 2), tandis que celle éliminée
pendant la durée de la première semaine était
de 3,603 grammes et la quantité d'urine de
45 litres 8. En même temps, le poids corporel
avait augmenté de cinq livres. Toutefois, dans

(1) LEUBE. *Arch. für klin. Medicin.* 1869.

le cours du traitement, il fallut réduire la dose primitive au tiers, en face des signes d'un catarrhe gastro-intestinal très-prononcé. Or, il est à noter que, dans ce cas, Leube put constater la présence, dans les déjections alvines, d'une quantité assez notable de sucre. Ce fait mérite d'être pris en sérieuse considération ; il enlève une grande partie de sa valeur à l'efficacité, plus apparente que réelle, des médicaments qui diminuent la glycosurie en provoquant la diarrhée.

Lehmann, Budde, Kretschy, Blumenthal, n'ont pas retiré le moindre effet utile de l'emploi des préparations arsénicales dans le traitement du diabète. Par contre, Popoff a soutenu que l'acide arsénieux possède à un haut degré la propriété de diminuer la glycosurie. Hlawocek a publié l'observation d'un diabétique chez lequel l'administration de la liqueur de Fowler fit disparaître complètement le sucre de l'urine au bout de cinq semaines de traitement (1).

Plus récemment, Külz (2) a soutenu que l'efficacité de l'arsenic dans le traitement du diabète dépend en grande partie de la forme

(1) Voir FURBRINGER. *Deut. Arch. für klin. Médicin.* T. XXI, p. 494,

(2) *Beitrage zur Path. und Therap. des Diabetes Marburg*. 1874.

de la maladie dans laquelle on emploie ce médicament. Mais les observations publiées par cet auteur démontrent en réalité que la médication arsénicale est bien plutôt propre à augmenter qu'à diminuer la glycosurie. La quantité de sucre éliminée par les urines diminue, à la vérité, lorsque surviennent des troubles digestifs, chose fréquente. Ainsi, chez l'un des malades traités par Külz, une dose quotidienne de 18 gouttes de liqueur de Fowler occasionna de l'anorexie, avec sensation de pesanteur à l'épigastre, coliques et vertiges; ces phénomènes d'intoxication ne se dissipèrent que le quatrième jour après la cessation du traitement. Or, ce n'est qu'au prix de ces complications très-préjudiciables que Külz obtenait une légère diminution de la glycosurie.

Pap (1) a vanté l'emploi de l'arsenic dans les formes bénignes du diabète, celles où, par conséquent, un régime alimentaire approprié suffit à obtenir la disparition du sucre de l'urine. Dès que la proportion du sucre dépasse le chiffre de 4 pour 100, la médication arsénicale est impuissante. Dans aucun cas, elle ne prémunit contre les récidives.

(1) PAP. *Therapie des Diab. mel. Wiener Presse,* Nᵒˢ 13 et 14, 1875.

Cantani n'a vu qu'une seule fois l'arsenic faire disparaître la glycosurie, et cela d'une façon passagère, pendant la durée d'une inflammation gastro-intestinale occasionnée par l'administration, en trois fois, de 15 gouttes de liqueur de Fowler.

Fürbringer (1) est arrivé à des résultats identiques. Dans une expérience qui ne dura pas moins de trente-deux jours, la médication arsénicale, impuissante à combattre la polyurie, la glycosurie et l'azoturie, dut être suspendue pendant plusieurs jours parce qu'elle occasionna de la diarrhée.

Tout en constatant les insuccès obtenus par des observateurs consciencieux, M. le professeur Lecorché ajoute que ces mécomptes ne sauraient l'empêcher d'administrer l'arsenic. Suivant ce médecin distingué, il faut se rappeler d'abord que l'arsenic est, comme tous les autres médicaments, impuissant à modifier le diabète à marche suraiguë. De plus, pour l'employer avec succès dans les cas de diabète appartenant à la forme chronique, il importe « d'agir avec prudence et de n'arriver que progressivement aux doses élevées. » On ne saurait mettre assez de soin à suivre ces préceptes; car l'arsenic occasionne, avec la plus

(1) FURBRINGER, *loc. cit.*

grande facilité, des troubles digestifs qui, nous ne cesserons de le redire, exercent toujours une influence des plus fâcheuses sur la marche du diabète. Mais nous allons plus loin et nous affirmons que si l'arsenic peut avoir quelque utilité dans le traitement du diabète, ce n'est pas en tant que modificateur de la fonction glycogénique du foie, mais en sa qualité d'agent d'épargne, enrayant la désassimilation des substances albuminoïdes. Et encore des expériences récentes de Fürbringer, de Fokker et autres, démontrent-elles que l'administration rationnelle des préparations arsénicales ne diminue pas la quantité d'urée éliminée par les urines d'une façon appréciable.

La conclusion pratique à tirer des faits que nous venons de passer en revue, c'est que l'arsenic ne devra jamais être prescrit qu'à doses très-faibles et dans la forme chronique seulement. L'emploi des doses massives est absolument condamnable, à cause des complications gastro-intestinales auxquelles elles exposent les malades.

Teinture d'iode. — D'après Seegen (1), la teinture d'iode, administrée à l'intérieur à la dose de 20 à 30 gouttes, aurait, chez les diabé-

(1) SEEGEN, *loc. cit.*

tiques, une influence des plus manifestes sur l'intensité de la glycosurie. Chez trois malades qui furent soumis à cette médication, le sucre disparut complètement de l'urine, mais pour reparaître promptement aussitôt que l'administration de la teinture d'iode fut suspendue. Or, il est difficile de soumettre un individu à l'usage prolongé de cette substance, sans voir survenir tôt ou tard des troubles gastro-intestinaux. C'est ce qui eut lieu en particulier chez un des malades de Seegen.

Glycérine.—En 1872, un médecin allemand, Schultzen (1), se basant sur une nouvelle théorie du diabète, vanta la glycérine comme un médicament tout puissant contre le diabète. D'après l'auteur en question, le sucre que l'alimentation introduit dans l'organisme de l'homme sain se dédoublerait, sous l'influence d'un ferment spécial, en glycérine et en l'aldéhyde de la glycérine. Chez le diabétique, ce dédoublement n'a pas lieu faute de ferment. Par suite, le sucre est éliminé en nature sans être utilisé pour les besoins de l'économie. De là un déficit dans les matériaux hydro-carburés et, pour le combler, l'organisme est obligé de dépenser une plus grande

(1) SCHULTZEN. *Berl. Klin. Wochenschr.*, 1872, n° 35.

quantité de substance albuminoïde. L'indication qui s'impose au médecin sera dès lors de remplacer le sucre inutilisé par l'organisme du diabétique par la glycérine, un de ses produits de dédoublement.

Il est à noter, d'autre part, que les recherches de Catillon (1) ont démontré qu'administrée à petite dose, la glycérine diminue chez le chien la proportion de sucre renfermée par le sang à l'état normal. De plus, M. Catillon a constaté que l'ingestion de cette même substance, à dose thérapeutique, abaisse le chiffre de l'urée excrété dans les 24 heures, et qu'elle enraye par conséquent la désassimilation des tissus. Il semblait donc que la glycérine remplissait toutes les conditions voulues pour être efficace contre le diabète.

Malheureusement l'observation clinique n'a pas sanctionné ces vues purement théoriques. Les faits publiés jusqu'à ce jour, semblent tout au plus propres à démontrer les effets fâcheux de la glycérine sur la marche du diabète. Ainsi Blumenthal (2) a expérimenté la glycérine chez un individu affecté de la forme grave de cette maladie. Sous l'influence de ce traitement la proportion de sucre s'éleva de 50 à

(1) CATILLON, *Gaz. méd. de Paris*, 3 février 1877.
(2) BLUMENTHAL, *Berl. Klin. Wochenchrift.* 1872.

100 grammes par litre. Seegen a essayé la glycérine dans trois cas de diabète appartenant également à la forme grave. Il administrait le médicament à la dose de 50 grammes. Dans les trois cas il dût suspendre le traitement de 6 à 8 jours, parce que la glycosurie subit une exagération notable en même temps que les autres symptômes s'aggravèrent. J. Meyer, Ziemssen et Küssmaul, cités par Seegen n'ont retiré absolument aucun effet utile de l'emploi de la glycérine dans le traitement du diabète.

Les expériences de Külz ont porté sur huit malades et ont abouti à ce résultat que, chez les diabétiques qui manifestent encore une certaine tolérance pour les substances amylacées (forme bénigne), la glycérine est administrée sans utilité mais aussi sans grand inconvénient. Au contraire, chez les diabétiques de la forme grave, l'administration de la glycérine a toujours pour effet d'augmenter la glycosurie et aggrave la marche de la maladie. Le professeur Frérichs de Berlin (1) a également observé un cas de diabète, où la glycérine eût une action fâcheuse des plus manifestes.

Après ces nombreux cas d'insuccès que

(1) FRÉRICHS. *Charité-Analen, für* 1875, T. II, p. 151.

nous venons d'énumérer, peut-on accorder une grande confiance aux trois faits publiés par Harnack (1) où la glycérine est signalée comme ayant produit une amélioration notable des principaux symptômes du diabète. Deux des malades en question prenaient journellement 180 grammes de glycérine sous forme de limonade. Le chiffre de l'urée et du sucre contenu dans l'urine, s'abaissa en même temps que se relevait l'état général. Mais il est permis d'attribuer en majeure partie ces résultats à ce que les malades étaient soumis rigoureusement à la diète carnée. Le troisième malade supportait sans grande peine une dose quotidienne de 360 grammes de glycérine. La glycosurie diminua également, mais cela au moment où le malade fut pris d'un mouvement fébrile avec anorexie et n'ingérait plus qu'une quantité d'aliments inférieure à la ration habituelle. Or, en pareille circonstance, on voit toujours diminuer la quantité de sucre éliminée par les urines.

J. Jacobs (2) a également expérimenté avec succès la glycérine chez deux malades atteints de diabète, qui suivaient un régime alimentaire

(1) HARNACK. *Deut. Arch. für Klin. Med.*, T. XIII, p. 493.

(2) J. JACOBS. *Virchow's Arch.*, T. LXV, p. 481.

mixte. Sous l'influence du traitement, la quantité totale d'urine éliminée dans les 24 heures s'abaissa, chez l'un des malades, de 261,9 gr. à 71,7 gr., pour remonter de nouveau à 144;2 gr.; chez l'autre malade, elle s'abaissa de 188,3 gr. à 64,2 gr., pour remonter à 97,8 gr. En même temps le poids corporel augmenta. Mais cette amélioration ne fut que passagère. (Il est très curieux de voir que chez les deux malades de Jacobs, le poids spécifique de l'urine s'éleva en même temps que diminua la richesse de l'urine en sucre).

Bromure de potassium. — En 1866, un médecin anglais, Begbie (1), a publié les observations de deux diabétiques chez lesquels le bromure de potassium. administré à la dose quotidienne de 3 grammes, pris en trois fois, fit disparaître entièrement le sucre de l'urine au bout de quelques semaines. Malheureusement ce brillant résultat n'a pas été confirmé par les expériences tentées ultérieurement par différents auteurs. C'est tout au plus si Forster (2) a pu obtenir chez des diabétiques

(1) BEGBIE. *Notice of some of the therapeutic effects of the Bromide of Potassium. Edimburgh. medical journal.* N° 133, p. 481.

(2) FORSTER. *The Brit. and foreing, medico-chemical Rewier.* Vol. 1, p. 485.

appartenant à la forme bénigne, une diminution de la polyurie et de la polyphagie, en
associant le bromure de potassium à la teinture
de perchlorure de fer. Lehmann (1), Orson
Millard (2), n'ont pas retiré le moindre effet
utile de l'emploi de ce médicament dans le
traitement du diabète.

Kretschy (3) n'a pas été plus heureux chez
un diabétique auquel il prescrivait journellement de 2 à 4 gr. de bromure de potassium.
Da Costa (4), Blumenthal (5), Cantani (6), également n'ont eu que des insuccès.

Plus récemment, Külz (7) a suivi avec le
plus grand soin un diabétique auquel il fit
prendre pendant six semaines consécutives,
du bromure de potassium à doses croissantes,
variant de 2 à 5 grammes par jour. Pendant
toute cette période de temps, le malade fut
soumis à un régime alimentaire uniforme. Les
chiffres suivants, qui se passent de tout com-
mentaire, démontrent d'une façon catégorique
que le bromure de potassium, loin d'avoir une

(1) LEHMANN. *Schmidt's Jahrbescher*. Nº 168.

(2) MILLARD. *Philadel. med. and surg. Reporter*. 1872.

(3) KRETSCHY, *Wiener med. Wochenschr.* 1873, p. 49.

(4) DA COSTA. *Philda. med. and surg. Reporter*. 1873.

(5) BLUMENTHAL. *Berl. klin Wochenschr.* 1873, p. 148.

(6) CANTANI.

(7) KULZ. *Beitrage zür Path. und Therapie des Diabetes.*
Marburg, 1874.

influence favorable sur le diabète, peut parfaitement aggraver cette maladie.

	Quantité d'urine.	Quantité de sucre.
Avant le traitement.....	3350—4300 cent. cubes	180—258 gr.
Pendant le traitement....	3800—6188	204—361
Après le traitement......	3000—5550	213—305

Ces résultats concordent d'ailleurs avec ceux publiés il y a quelques semaines par Fürbringer (1); les doses de bromure de potassium administrées par ce médecin, variaient de 10 à 14 grammes. Au bout de trois jours, la quantité d'urine éliminée dans les vingt-quatre heures, s'éleva de 14050 centimètres cubes à 17050; la quantité correspondante de sucre de 910 grammes à 1093; le chiffre de l'urée monta de 63,5 à 70,4. Il est vrai que dans les jours qui suivirent, la proportion d'urée renfermée dans l'urine s'abaissa graduellement à 59, ce qui explique l'augmentation de poids corporel observée chez ce malade.

Faut-il admettre avec M. Lécorché, que ces insuccès tiennent à ce que le bromure de potassium n'a pas été administré en temps utile? Nous attendons pour nous rallier à cette opinion, que des preuves formelles de l'efficacité du bromure dans le traitement du diabète aient été produites.

(1) FÜRBRINGER. *Deut. Archir für Rhin. Medicin.* T. XXI, p. 500, 1878.

Acide phénique. — L'acide phénique a été préconisé dans le traitement du diabète par Ebstein et Müller(1). Ces auteurs ont été guidés dans le choix de ce médicament, par les mêmes considérations qui ont déterminé Schultzen à recourir à l'emploi de la glycérine. Ils placent en effet la cause du diabète dans des fermentations anormales, ayant pour siége l'organisme animal ; de là l'idée de diriger contre cette maladie les propriétés antifermentessibles universellement reconnues de l'acide phénique. Voyons jusqu'à quel point les faits ont justifié ces espérances.

Dans une première communication, Ebstein et Müller relatent deux observations de diabète, où l'administration de l'acide phénique semble avoir produit une amélioration incontestable de l'état des malades. Chez l'un d'eux, qui suivait un régime alimentaire mixte, le médicament en question donné en solution aqueuse à la dose quotidienne de 0,3, fit disparaître la glycosurie au bout de six jours, (l'urine renfermait 2,86 0/0 de sucre). Mais aussitôt que la médication fut supprimée, la glycosurie reparut de plus belle. Il est vrai de dire que le poids corporel du malade alla en

(1) Ebstein et Muller, *Berl. Klin. Wochenschr.,* p. 581, 1873.

augmentant, et que la continuation du traitement dissipa tous les symptômes du diabète au bout de six mois. Chez l'autre malade, le succès de la médication ne fut pas moins prompt et radical. Mais la rapidité même avec laquelle céda la glycosurie chez ces deux malades, démontre d'une façon péremptoire qu'ils étaient affectés de la forme bénigne du diabète, de celle que la diète carnée suffit à guérir. D'ailleurs, chez un troisième diabétique appartenant à la forme grave, l'administration de l'acide phénique resta absolument inefficace.

Dans une communication postérieure, ces mêmes auteurs (1) ont rendu compte des résultats obtenus chez dix diabétiques traités par l'acide phénique. Ce médicament, administré à la dose quotidienne de 0,5, procura une guérison complète à quatre de ces malades, dont l'un rendait par les urines jusqu'à 300 gr. de sucre par jour. Chez trois autres, le traitement en question amena une amélioration plus ou moins prononcée, qui se traduisit, chez l'un, par un abaissement de 500 gr. à 50 gr. de la quantité de sucre éliminée dans les vingt-quatre heures, et cela dans l'espace de quatre semaines. Chez les trois derniers malades, le

(1) EBSTEIN et MULLER, *Berl. Klin. Wochenschr.*, p. 53, 1875.

résultat fut absolument nul, quoiqu'on eut recours à des doses considérables.

Orson Millard (1) et Thoresen (2) ont également vanté l'heureuse action de l'acide phénique dans le traitement du diabète. Le dernier de ces deux auteurs a toujours obtenu la disparition complète de la glycosurie, et dans un cas, la guérison persistait trois mois après la cessation du traitement. De même Kraussold (3) a publié l'observation d'un diabétique chez lequel l'administration quotidienne de 0,5 d'acide phénique en solution dans de l'eau, fit tomber la quantité de sucre rendue dans les vingt-quatre heures, de 300 à 150 grammes.

Bose (4) s'exprime avec beaucoup plus de réserve sur la valeur de cette médication. Chez un diabétique auquel il administra 1 gramme d'acide phénique, dans l'espace de trois jours il vit la proportion de sucre renfermée dans l'urine s'abaisser de 5 à 6 p. 0/0 à 4-5 p. 0/0. En même temps, le poids corporel augmentait de 200 grammes. Dans un autre cas, l'amélioration tout aussi incomplète fut moins prompte à survenir.

(1) ORSON-MILLARD, *Philad. Med. and surg, Reporter*, 1872.

(2) THORESEN, *Schmids' Jahrb.*, n° 168.

(3) KRAUSSOLD, *Dissertation*, Erlanger, 1874.

(4) BOSE, *Deut. Arch. für Klin Medicin*, 1865.

Sur quatre cas de diabète traités par l'acide phénique, Lebert (1) a obtenu une seule fois des résultats favorables. Dans un autre de ces quatre cas l'insuccès fut des plus complets.

Müller-Warnek (2) avoue que l'emploi prolongé de l'acide phénique détermine tout au plus chez les diabétiques une diminution de la quantité de sucre éliminée par l'urine, parfois une augmentation du poids corporel.

Enfin, Diehl et Van Tran (3) considèrent l'acide phénique comme absolument inefficace.

Ajoutons que, plus récemment, Fescher examinant les avantages qui peuvent résulter de l'emploi de l'acide phénique au point de vue des opérations à entreprendre chez les diabétiques, a conclu dans un sens affirmatif. « Quand on administre ce médicament avec persévérance, à la dose quotidienne de 0 gr. 3, on arrive à diminuer la quantité de glycose qui circule dans le sang et qui est éliminée par les urines, à tel point que l'on peut sans crainte tenter à l'occasion une intervention chirurgicale. » Formulée ainsi, cette affirmation ne change rien aux faits contradictoires

(1) LEBERT, *Archir für Ophthalmol.*, p. 206, 1875.
(2) MULLER-WARNEK.
(3) VAN TRAN, *Dissertation*, Leyden, 1875.

énumérés plus haut. L'analyse de ces faits démontre que sur vingt-six cas environ de diabète traités par l'acide phénique, treize l'ont été avec succès plus ou moins manifeste. Dans six de ces cas, la glycosurie finit par disparaître complètement, mais sans qu'on put considérer le résultat comme une guérison définitive. Dans les treize autres cas, le traitement par l'acide phénique aboutit à un insuccès à peu près complet. Or, il importe de savoir que ce mode de traitement n'est pas sans offrir des inconvénients dont il faut savoir tenir compte à un moment donné. Tout d'abord, l'acide phénique administré à doses un peu fortes, ne tarde pas à irriter les voies digestives, et nous avons maintes fois déjà insisté sur ce point que c'est là une complication qui aggrave toujours la marche du diabète. Fürbringer (1) soutient il est vrai que, même en prescrivant des doses assez fortes d'acide phénique (1 gr. 5), on peut prévenir le développement des troubles digestifs, en administrant le médicament sous la forme pilulaire et en l'associant à des amers stomachiques. On a signalé d'autre part, comme autre complication engendrée par l'administration de l'acide

---

(1) FÜRBRINGER, *Deut. Arch. für Klin. Medicin*, t. XXI, p. 485, 1378.

phénique dans un certain nombre de cas de diabète, l'albuminurie. L'apparition de ce symptôme grave sera naturellement une contre-indication formelle à la continuation du traitement.

Après avoir fait la part des insuccès et des effets fâcheux de la médication par l'acide phénique, il faut convenir que cette médication, pour être des plus infidèles, mérite d'être prise en considération plus sérieuse que celles que nous avons passées en revue jusqu'ici. Il y a surtout à tenir compte de ce fait, que quelques-uns des cas de diabète où l'administration de l'acide phénique a produit une amélioration manifeste, appartenaient à la forme grave de cette maladie, à celle qui ne résiste que trop souvent à tous nos moyens diététiques et thérapeutiques. Il est à regretter que la médication phéniquée n'ait pas été expérimentée dans le diabète d'une façon suivie par nos cliniciens français.

L'analogie d'action de l'acide phénique et de l'acide salicylique devait nécessairement inspirer tôt ou tard aux médecins l'idée d'expérimenter dans le diabète ce dernier médicament qui naguère a si vivement préoccupé le monde médical. Les premières tentatives dans cette voie sont dues à l'initiative de deux médecins allemands, Ebstein et Müller (1), que nous avons déjà eu occasion de citer. Toutefois, ces premières expériences datent d'une époque où on n'était pas encore bien fixé sur la puissance d'action de l'acide salicylique ; les doses employées furent si minimes que forcément elles devaient aboutir à des résultats essentiellement négatifs. Deux ans plus tard, Ebstein (2) eut recours à des doses plus efficaces. Il administra à un diabétique du salicylate de soude à la dose quotidienne de 5 à 9 gr. (avec une dose de 10 gr. se manifestèrent des phénomènes d'intolérance), et il eut la satisfaction de voir disparaître la glycosurie et les autres symptômes du diabète. Le malade en question était soumis à un régime alimentaire mixte. Nous ferons remarquer toutefois, qu'il n'avait ressenti les premiers symptômes du diabète que quinze jours avant son entrée à l'hôpital. A cette époque, la quantité d'urine rendue dans les vingt-quatre heures, était de 3,675 centimètres cubes et la quantité correspondante de sucre de 100 gr. 8. Au bout de huit jours de traitement, le malade ne rendait plus dans les vingt-quatre heures que

(1) EBSTEIN et MULLER, *Berl. Klin Wochenschr.*, 1885, p. 53.
(2) EBSTEIN, Ibidem, 1877, p. 53.

1,300 cent. cubes d'une urine qui ne renfermait plus de traces de sucre. Chez un second diabétique soumis au même traitement, il y eut tout au plus une légère diminution de l'intensité des symptômes. Enfin, dans un certain nombre d'autres cas, le salicylate de soude se montra absolument inefficace.

Déjà, antérieurement, Frerichs (1) avait employé l'acide salicylique avec un parfait insuccès chez une femme de 37 ans affectée de la forme grave du diabète.

Par contre, Brincken (2) a publié deux cas de diabète traités avec succès par la médication salicylée. Mais, si on entre dans les détails de ces deux faits, on constate que le traitement institué dans les deux cas de Brincken fut en réalité très-complexe. Les deux malades étaient soumis à une diète carnée des plus sévères; de plus, l'un d'eux buvait régulièrement chaque jour une certaine quantité d'eau de Carlsbad, dont l'heureuse influence sur la marche du diabète, comparable à bien des points de vue à celle de l'eau de Vichy, ne saurait être contestée. Ajoutons toutefois que l'amélioration observée chez les deux malades

---

(1) FRERICHS, *Charite Annalen*, t. II, p. 151, Berlin, 1875.

(2) BRINCKEN, *Deut. med. Wochenschr.*, n° 39, 1877.

de Brincken fut des plus passagères et qu'elle ne survécut presque pas à la suppression de la médication. Cette circonstance est propre à faire croire que l'administration du salicylate de soude a eu sa part dans cette amélioration. Mais il n'est pas moins certain d'autre part que l'usage prolongé de ce médicament expose les diabétiques, dont le rein fonctionne d'une façon exagérée, à une complication des plus fâcheuses, à l'albuminurie, Brincken en a fait l'expérience aux dépens d'un de ses malades. Un autre médecin allemand, Müller-Warnék (1) a vu l'administration de doses un peu considérables de salicylate de soude entraîner, outre l'albuminurie, les désordres les plus graves du côté du système nerveux. Le médecin eut recours d'abord chez un diabétique à une dose quotidienne de 9 gr. de salicylate de soude. La quantité d'urine rendue dans les vingt-quatre heures tomba de cinq litres à deux litres et demi, et la quantité correspondante de sucre de 384 gr. à 158. En même temps, le poids corporel augmentait de 600 gr. L'apparition de traces d'albumine n'empêcha pas Müller-Warnek de forcer les doses de salicylate de soude dans l'espoir d'obtenir un

(1) MULLER-WARNEK. *Berlin Klin Wochenschr*, nos 3 et 4, 1877.

résultat plus radical. Il fit prendre à son malade une dose quotidienne de 15 gr. de ce médicament.

Au bout de neuf jours de ce traitement, le malade éprouvait une grande faiblesse dans les jambes avec de l'incertitude dans les mouvements. Il marchait comme un homme ivre, avec tendance à tomber du côté droit. Il se heurtait, en effet, contre les objets placés de ce côté, quoique sa vue ne fut nullement troublée. Le côté droit du corps devint en outre le siège d'une parésie d'intensité croissante. Il était, de plus, dans un état de dépression intellectuelle des plus accentuées. Il demeurait absolument étranger à ce qui se passait autour de lui. Quand il essayait d'écrire, sa main tremblait au point que les caractères tracés sur le papier étaient absolument indéchiffrables. Il n'avait d'ailleurs aucune suite dans les idées et se sentait incapable de rédiger une lettre. Cet anéantissement général n'empêchait pas le malade de se plaindre de la céphalalgie violente et des bourdonnements d'oreille qui sont les symptômes habituels de l'intoxication par les préparations salicylées. Le médicament fut supprimé pendant quelque temps pour être repris toujours à la dose quotidienne de 15 gr. Mais, au bout de dix jours, les accidents

avaient pris une telle gravité que le médecin
se résigna à réduire la dose à 8 grammes.

Le docteur Ricklin (1), rendant compte de
ces faits, ajoute: « Heureusement pour le
malade qu'il se trouvait dans l'impossibilité de
payer le prix de son séjour à l'hôpital. L'in-
suffisance de ses ressources fut cause qu'on ne
put pousser jusqu'aux limites extrêmes l'expérience commencée sur lui. Dans quel état il en
échappa, c'est ce que le docteur Müller se
charge de nous raconter avec une franchise
plus louable que son aveuglement thérapeutique : Les manifestations diabétiques avaient
bien diminué un peu d'intensité, mais le malade offrait un aspect stupide et son intelli-
gence avait notablement baissé pendant son
séjour à l'hôpital. Il était devenu incapable
de lire et d'écrire. Il ne s'intéressait presque
plus à ce qui se passait autour de lui ; sa parole
était embarrassée, et il entendait beaucoup
plus difficilement. Le tronc penchait en avant
et à droite. *La faim et la soif* étaient exa-
gérées. »

Après avoir lu le récit des terribles accidents provoqués chez ce malade par l'administration à outrance du salicylate de soude

(1) RICKLIN, *De l'acide salicylique dans le traitement
du Diabète.*— *Gazette médicale de Paris*, n° 9, 1878.

à hautes doses, que penser de la conduite du docteur Müller-Warneck qui n'hésita pas à recourir chez un autre diabétique à l'administration de ce médicament à la dose quotidienne de 16 gr. Le malade, au début du traitement, rendait par les urines 246 gr. de sucre dans les vingt-quatre heures. La glycosurie avait complètement disparu, lorsque le malade fut emporté par un érysipèle de la face et du cuir chevelu. Mentionnons en passant qu'il était soumis à une diète carnée des plus sévères, détail qui ne contribue pas peu à rendre compte de l'heureuse influence du traitement sur la glycosurie.

Chez un autre diabétique traité par le professeur Edlefsen et qui prenait 12 gr. de salicylate de soude par jour, le sucre disparut presque complètement de l'urine. Mais le malade était encore en traitement lorsque le fait fut livré à la publicité. Il ne saurait donc être considéré comme témoignant en faveur de l'efficacité réelle et durable du salicylate de soude dans le traitement du diabète.

D'un autre côté, Ryba et Tumert (1), Senator (2) (ce dernier a employé la salicine, un

---

(1) RYBA et TUMERT, *Prager med. Wochenschr.*, 1877.
(2) SENATOR, *Berlin. Klin. Wochenschr.*, n° 15, 1877.

glucoside), le professeur G. Sée (1) ont expérimenté la médication salicylée dans le diabète, sans en retirer le moindre avantage. Chez trois malades soumis à cette même médication par Fürbringer (2), l'efficacité du traitement fut des plus contestables, et pourtant le salicylate de soude fut administré à doses assez considérables (6 à 10 gr. par jour). Chez le premier de ces malades, la quantité de sucre éliminée dans les vingt-quatre heures ne diminua pas ; il est vrai, l'auteur de la communication fait valoir, en faveur du médicament, une augmentation du poids corporel de 4 kilogr. constatée au bout de huit jours de traitement. Chez le second malade, les quantités d'urine et de sucre éliminées dans les vingt-quatre heures diminuèrent d'abord, pour dépasser ensuite *leur valeur primitive*. De même, le poids corporel qui, au début du traitement, était de 43 k. 5 était, le seizième jour, de 47 k. 4, et redescendait de nouveau à 45 k. 6 quatre jours après la suppression du médicament. Chez le troisième malade, la glycosurie, la polyurie et les autres symptômes ne furent pas influencés du tout par la médication. Chez

(1) Voir RICKLIN, *loc. cit.*

(2) FURBRINGER, *Deut. Arch. für Klin. Med.*, t. XXI, p. 478, 1878.

tous les trois, on vit se développer dans le cours du traitement des phénomènes d'intoxication, caractérisés par des bourdonnements d'oreille, des nausées, du vertige, de la céphalalgie, de la somnolence, de la faiblesse musculaire.

Les conclusions à tirer de l'exposé de ces faits sont que :

1° Les préparations salicylées administrées contre le diabète sont impuissantes à produire une amélioration durable ;

2° Qu'une amélioration passagère ne peut être obtenue qu'à l'aide de fortes doses qui, tôt ou tard, font naître des accidents toxiques d'une haute gravité.

Thymol, Acide benzoïque. — Le thymol et l'acide benzoïque, qui sont des succédanés de l'acide phénique et de l'acide salicylique au point de vue de l'action antifermentescible de ces deux médicaments, ont été également expérimentés dans le traitement du diabète, et, disons-le tout de suite, sans le moindre succès.

Fürbringer (1) a eu recours à l'administration du thymol chez un diabétique de la forme grave, qui rendait jusqu'à 9,400 centim. cubes d'urine dans les vingt-quatre heures, conte-

---

(1) FURBRINGER, loc. cit., p. 487.

nant, le premier jour du traitement, 517 gr. de sucre et 49 gr. d'azote. Le poids corporel du malade était de 45 kil. 5. Celui-ci prit, pendant cinq jours consécutifs, une dose quotidienne de 5 gr. de thymol, en suspension dans une potion gommeuse. Mais, au bout de ces quelques jours de traitement, le malade fut pris d'une répugnance invincible, avec irritation très-vive du pharynx, qui nécessita la suppression de la médication. La quantité d'urine rendue dans les vingt-quatre heures s'était élevée à 13,700 centim. cubes, renfermant 836 gr. de sucre et 63 gr. d'azote. Ce résultat est, à tous les points de vue, très-peu encourageant et rend superflue toute tentative nouvelle dans la même voie.

Dès 1866, un médecin allemand, Gaetgens (1) avait fait des essais avec l'acide benzoïque, sur un malade atteint de diabète. Les doses quotidiennes d'acide benzoïque variaient de 7 gr. 05 à 11 gr. 25. Au bout de quatre jours de ce traitement, la quantité d'urine rendue par le malade dans les vingt-quatre heures s'était élevée de 3,300 gr. à 3,700, la quantité correspondante de sucre et d'azote éliminée par l'urine avait augmenté dans la même proportion (sucre, de 189 gr. à 203; azote, de

(1) GAETGENS, *Dissertation*, Dorpat. 1866.

28,5 à 32,3); en même temps, le poids corporel du malade avait diminué de 2,300 gr. L'expérience tentée par Gaetgens a été reprise récemment par Fürbringer (1) avec un insuccès tout aussi manifeste. En effet, chez le malade de Fürbringer la quantité de sucre éliminée par les urines dans les vingt-quatre heures, s'était élevée, déjà au bout de quatre jours de traitement, de 654 gr. à 718 ; en même temps, le poids corporel du malade avait diminué de 2,800 gr.

Il demeure donc bien établi que l'emploi du thymol et du benzoate de soude dans le traitement du diabète ne peut qu'aggraver la marche de cette maladie.

Quinine. — A côté des médicaments antifermentescibles expérimentés contre le diabète, dans le cours de ces dernières années, il faut placer le sulfate de quinine. Fürbringer fait remarquer que les essais faits avec cette substance remontent à une époque plus éloignée qu'on ne l'estime généralement. Déjà, en 1860, Knauf (2) a étudié l'action curative du sulfate de quinine sur trois malades affectés de diabète et traités dans le service du professeur

(1) FÜRBRINGER. loc. cit., p. 486.
(2) KNAUF, *Deutsche Klinik*, 1860, p. 197.

Friedreich. Chez tous les trois, l'administration du sulfate de quinine eut pour effet constant d'activer la glycosurie.

Ce résultat, passé inaperçu, concorde parfaitement avec ceux obtenus par plusieurs des médecins qui ont repris la tentative de Knauf, guidés qu'ils étaient par des vues purement théoriques. Ainsi, Kratschmer (1) a fait prendre à un diabétique environ 12 gr. de sulfate de quinine dans l'espace de treize jours et, sous l'influence de ce traitement, tous les symptômes de la maladie s'aggravèrent.

Chez un diabétique traité par Ebstein (2) et qui avait été notablement amélioré par une cure thermale aux eaux de Carlsbad, le sulfate de quinine administré jusqu'à la dose quotidienne de *deux grammes* se montra absolument inefficace.

Meyer (3) a employé le sulfate de quinine à la dose quotidienne de 0 gr. 6 administrée en deux fois chez un malade atteint de la forme grave du diabète. Au début, les symptômes de la maladie s'amendèrent pour reprendre bientôt leur intensité primitive. Par contre, chez

---

(1) KRATSCHMER, *Wiener med.* Wochensch., 1873, p. 148.

(2) EBSTEIN et MULLER, *Berliner Klin.* Wochensch., 1875.

(3) MEYER, Ibidem, 1875, p. 285.

un autre diabétique, l'emploi de cette même médication fit tomber la quantité de sucre éliminée dans les vingt-quatre heures, de 200 gr. à 15 gr. Dans un troisième cas de diabète appartenant à la forme grave, le même auteur vit l'administration méthodique du sulfate de quinine abaisser le chiffre du sucre éliminé par les urines de 210 gr. à 150 gr.

Suivant Cantani (1), Whytt, Harris, Hoger, Richter, Jaksch ont vanté le *quinquina* dans le traitement du diabète, soit à titre de tonique et de reconstituant, soit à titre de nervin. Un homonyme du célèbre clinicien de Naples, Vinc. Cantani, assure avoir guéri un diabétique « avec la seule décoction de quinquina et un *régime riche en viande* ». Ce résultat n'a rien d'étonnant, quand on songe que dans la forme bénigne du diabète, un régime approprié suffit à obtenir la guérison de la maladie. En pareilles circonstances le quinquina n'est qu'un adjuvant du régime alimentaire. C'est aussi l'opinion d'A. Cantani, qui déclare que le quinquina ne jouit d'une certaine efficacité que dans les cas de diabète qui sont justiciables du régime. « Nos expériences anciennes, reprises récemment et tout exprès, sur plusieurs diabétiques mis à la diète carnée, nous ont

(1) CANTANI, loc. cit., p. 430.

démontré que la quinine n'a aucune influence sur la glycosurie persistante de certains diabétiques mis à la diète carnée. Dans deux cas, *sous l'influence de la quinine, la quantité des urines et du sucre augmenta;* nous voulons bien là ne voir qu'une coïncidence. »

L'observation publiée par Blumenthal ne fait que confirmer cette manière de voir. Cet auteur a vu chez un diabétique l'administration d'une dose quotidienne de 0 gr. 4 à 0 gr. 8 faire disparaître la glycosurie. Il s'agissait là, à n'en pas douter, de la forme bénigne du diabète, car le malade de Blumenthal (1) n'éliminait par les urines que 77 gr. de sucre dans les vingt-quatre heures. Cet auteur a évidemment fait preuve d'un enthousiasme excessif, lorsque s'appuyant sur ce succès isolé, il déclare que nous possédons dans le sulfate de quinine un moyen sûr de venir à bout de la glycosurie du diabète.

Diehl, qui a expérimenté ce même médicament sur deux diabétiques, a simplement obtenu une diminution de la quantité de sucre éliminée par les urines. Senator (2), à qui nous empruntons cette citation, fait remarquer in-

(1) Blumenthal. *Berliner Klin. Woschensch.*, 1873, p. 148.

(2) Senator, *Ziemssen's Handbuch der Pathologie*, t. XIII, 2e partie, p. 251.

cidemment que Carlatti (1) a publié un cas de guérison du diabète obtenue avec l'eucalyptol, un succédané du sulfate de quinine.

Tout récemment, Fürbringer (2) a étudié avec le plus grand soin l'influence que l'administration du sulfate de quinine exerce sur la polyurie, la glycosurie et l'azoturie dans le diabète. Il fit prendre, chaque jour, à un malade qui rendait dans les vingt-quatre heures 12,250 cent. cubes d'urine contenant 706 gr. de sucre et 51 gr. d'azote, 0 gr. 9 de sulfate de quinine en trois fois; plus tard, la dose quotidienne fut portée à 1 gr. 5, et finalement à 2 gr. 4 et 3 gr. L'administration de telles doses de sulfate de quinine provoqua naturellement l'apparition de phénoménes d'intoxication (bourdonnements d'oreilles, surdité, vertiges), tandis que la polyurie et la glycosurie diminuaient à peine et que l'azoturie allait plutôt en augmentant. Deux jours après la suppression du médicament, la quantité d'urine des vingt-quatre heures étant de nouveau de 13,000 cent. cubes, les quantités correspondantes de sucre et d'azote étaient de 858 gr. pour la première de ces deux substances et de 65 gr. 8 pour la seconde.

(1) CARLATTI, *Schmidt's Jahrb.*, 1873, t. CLVII, p. 235.
(2) FURBRINGER, loc. cit.

Nous pouvons conclure de ce qui précède
que le sulfate de quinine administré à un malade affecté de la forme grave du diabète, ou
bien ne lui procurera aucun soulagement ou
bien aggravera la glycosurie et les symptômes
qui en dépendent. Dans la forme bénigne du
diabète, celle qui guérit ou s'améliore sous
l'influence du seul régime carné, le sulfate de
quinine fait preuve, dans certains cas, d'une
efficacité qui n'a jamais été que passagère.

Quand au quinquina, en sa qualité de tonique
et d'amer, il sera administré avec avantage
aux diabétiques, comme adjuvant du régime
alimentaire.

Digitale. — Un élève de Friedreich, le docteur Knauf (1) que nous avons déjà eu occasion
de citer dans notre dernier article, a eu jadis
l'idée d'administrer la digitale à huit malades
atteints de diabète. Cette médication eut pour
effet constant d'augmenter la quantité de sucre
éliminée par les urines. Parfois, il est vrai, cet
effet était peu manifeste, parce que, fait habituel, la digitale entraîne assez volontiers des
troubles gastro-intestinaux ; alors aussi une
quantité assez notable de sucre est éliminée
par les voies digestives. En somme, les expé-

(1) KNAUF. *Deutsche Klinik*, 1860, p. 197.

riences de Knauf étaient tout-à-fait propres à
faire ranger la digitale au nombre des substances médicamenteuses dont l'administration
ne peut qu'aggraver les symptômes du diabète.
Néanmoins, ces expériences ont été reprises il
y a peu de temps par Fürbringer (1) chez deux
diabétiques. L'un de ces deux malades rendait
dans les vingt-quatre heures 7,700 grammes
d'urine contenant 577 grammes de sucre et
37,2 d'azote. Son poids corporel était de
44 kil. 5. Il prit pendant quatre jours consécutifs 0 gr. 3 de poudre de feuilles de digitale,
divisés en trois doses. Force fut d'interrompre
la médication au bout de ce temps, car le
malade fût pris d'une diarrhée profuse, en
même temps que les quantités d'urine, de
sucre et d'azote éliminées dans les vingt-quatre
heures *avaient subi une augmentation relativement considérable*. Chez le second diabétique traité par Fürbringer, le résultat fut
absolument le même tant qu'on n'eut recours
qu'à de petites doses (0 gr. 3) de poudre de
digitale. Avec de fortes doses de ce médicament, la quantité d'urine rendue dans les
vingt-quatre heures s'abaissa promptement du
chiffre de 13,900 cent, cubes à 2,400, en même
temps que la quantité correspondante de sucre

(1) FÜRBRINGER, loc. cit., p. 490.

descendait de 862 gr. à 144, et le chiffre de l'azote de 51 gr. à 14,5. Mais, d'un autre côté, sous l'influence de ces fortes doses de digitale administrées pendant dix jours consécutifs, il se développa du vertige, de l'incertitude de la marche, des nausées, des vomissements d'une grande violence, une anorexie telle que le malade n'ingérait même plus la moitié de sa ration alimentaire habituelle. On suspendit l'administration de la digitale et, déjà, au bout de trois jours, les troubles digestifs s'étaient complétement dissipés.

Il est donc bien démontré que l'emploi de la digitale, à n'importe quelle dose, est formellement contre-indiqué dans le traitement du diabète, parce que ce médicament occasionne avec la plus grande facilité des troubles digestifs graves qui ont un retentissement des plus fâcheux sur la marche de la maladie en question.

Vératrine.— Ce que nous venons de dire de la digitale s'applique également à la vératrine, comme le démontrent les recherches de Knauf, citées précédemment.

Strychnine. — Suivant Cantani, la strychnine a été vantée dans le traitement du diabète déjà par Canstatt. Frick, qui a eu recours au médicament en question, a pu s'assurer de sa complète inefficacité. Néanmoins, à une époque plus rapprochée de nous, un médecin italien, de Renzy et M. Jaccoud en France, se basant sur une hypothèse toute gratuite qui fait du diabète une affection du nerf vague et du grand sympathique, ont cherché à remettre en honneur le traitement du diabète par la strychnine. En réalité, ce traitement n'a été suivi d'effets heureux que dans les cas où il a été associé à une diète carnée très-sévère. Ce n'est donc pas sans raison que Cantani considère la strychnine comme n'ayant aucune action sur le diabète, et si l'on tient compte des propriétés toxiques si violentes de ce médicament, on est forcément amené à en proscrire sévèrement l'emploi dans cette maladie.

Valériane. — La valériane passe, et à juste titre, pour une substance qui diminue à la fois la sécrétion de l'urine et l'excrétion de l'urée. Son emploi dans le diabète était indiqué à ce double titre. M. Lecorché (1), qui a eu recours à la valériane pour combattre cette maladie, recommande de ne prescrire que des doses

(1) LECORCHÉ. *Traité du Diabète sucré.*

modérées « 2 à 3 grammes d'extrait par jour, donnés en bols ou pilules, matin et soir, pendant un mois, six semaines et deux mois ». Ce médecin distingué, jugeant d'après les faits qui lui sont personnels, n'hésite pas à affirmer que les résultats obtenus avec cette médication sont souvent excellents, *surtout dans les cas de diabète de provenance nerveuse*. M. Lecorché se demande d'ailleurs si la valériane se borne à influencer la polyurie, l'azoturie et consécutivement la glycosurie, et si ce médicament n'a pas « une action directe sur le mode secrétoire du foie, et par conséquent sur le diabète ». Cet observateur a constaté en effet que la valériane, dans certains cas de diabète, arrive à restreindre l'élimination du sucre sans agir sur l'azoturie et la polyurie.

Quoi qu'il en soit, ce médicament n'arrive jamais à diminuer la polyurie et la glycosurie que d'une façon passagère, et, de l'aveu même de M. Lecorché, ce résultat ne s'obtient le plus souvent qu'au prix de troubles digestifs des plus prononcés. En pareils cas « l'action de la valériane ne paraît en rien différer de celle d'un révulsif intestinal quelconque. »

Jaborandi. Pilocarpine. — Le jaborandi et

son principe actil la pilocarpine sont doués de propriétés diaphorétiques et sialagogues très-prononcées. C'est pourquoi Fürbringer (1) a eu l'idée de recourir à ces médicaments pour combattre la sécheresse de la peau et celle de la bouche, symptômes habituels du diabète. Cette tentative a été entravée par la facilité avec laquelle la pilocarpine provoque des troubles intestinaux sous forme de diarrhées profuses. La faible diminution de la polyurie et de la glycosurie observée en pareils cas est naturellement des plus fallacieuses, une quantité notable d'eau et de sucre étant éliminés avec les évacuations alvines. Il est à noter toutefois que chez le malade sur lequel expérimentait Fürbringer, la sueur ne renfermait que des traces de sucre; la salive n'en contenait pas du tout.

Disons, en passant, que Goolden (2) et Swinhoe (3) ont cherché à atteindre le même but que Fürbringer, en provoquant la diaphorèse, le premier à l'aide des bains turcs, le second à l'aide des bains de vapeur sèche. Les résultats obtenus sont loin d'être encourageants; c'est tout au plus si on arrive, à l'aide

(1) FÜRBRINGER, loc. cit., p. 502.
(2) GOOLDEN. *Brit. medic. Journal*, 1864.
(3) SWINHOE. Ibidem, 1860.

de ces moyens, à activer chez les diabétiques la dénutrition des tissus et la prostration des forces, conséquence de l'autophagie qui est un des principaux dangers du diabète.

Astringeants. — Les astringeants tels que le tanin, l'acide tanique, le catechu, le china, les sels de plomb et de cuivre, etc., ont été également employés dans le traitement du diabète en raison de l'influence modératrice qu'ils exercent sur la diurèse. Que l'administration de ces médicaments restreigne dans bien des cas la polyurie des diabétiques, le fait est indéniable; mais nous nous associons entièrement à la remarque que fait à ce propos M. Lecorché (1): « Diminuer l'intensité de la polyurie n'est point modifier le diabète. » Si, comme nous l'avons démontré au début de ce travail, la gravité du diabète est d'une façon générale en raison directe de l'intensité de la glycosurie, il n'en est plus du tout de même en ce qui concerne la polyurie. Or, la médication astringeante agit le plus souvent sur cette dernière sans modifier la glycosurie. Elle a donc une valeur purement symptomatique, mais qui ne saurait être dédaignée d'une façon absolue. Il y a en effet tout avantage à

(1) LECORCHÉ, loc. cit., p. 447.

combattre la polyurie lorsqu'elle est bien prononcée, car alors elle constitue un symptôme très-pénible qui entraîne forcément l'insomnie.

Balsamiques. — Les balsamiques ont été prescrits dans le traitement du diabète, également à titre de modificateurs de la sécrétion urinaire; mais ils ne font qu'aggraver cette maladie. Les recherches de Knauf et de Fürbringer démontrent en effet que la thérébentine administrée par la bouche ou sous forme d'inhalations, augmente la glycosurie plus encore que la digitale et la vératrine.

Acides. — D'une façon générale les acides ne peuvent qu'exercer une influence fâcheuse sur le diabète. En effet, si nous examinons la manière dont ils se comportent une fois parvenus dans l'intimité de nos tissus, nous aurons à constater d'abord que les acides *minéraux* passent dans le sang en nature et sans être altérés. Ils s'unissent aux bases de ce liquide et sont éliminés par les urines sous forme de sels alcalins. L'administration des acides minéraux aura donc pour effet de diminuer l'alcalinité du sang, et de rendre moins actives les combustions organiques, en particulier celle du sucre. En principe, les acides minéraux ne peuvent donc qu'augmenter la glycémie et la glycosurie.

Ces considérations s'appliquent également aux acides *végétaux*, si comme tendent à le démontrer les recherches les plus récentes de Salkowski et d'autres auteurs, ces acides ne se décomposent pas plus que les acides minéraux, lors de leur passage à travers l'organisme animal. Woehler, il est vrai, a soutenu autrefois la théorie inverse. Il a prétendu que les acides végétaux parvenus dans le sang se dédoublent en donnant naissance à de l'acide carbonique. D'après cette manière de voir, c'est ce dernier qui fixe les bases alcalines du sang pour se transformer en carbonates alcalins.

L'administration des acides végétaux équivaudrait ainsi, suivant Boussingault, à celle des alcalins dont l'utilité chez les diabétiques n'est pas contestable, comme nous le démontrerons prochainement. Mais l'opinion de Boussingault est des plus fallacieuses. En admettant avec Woehler que les acides minéraux se transforment au sein de l'organisme animal en acide carbonique, celui-ci en se combinant avec les bases du sang aboutira toujours à diminuer l'alcalinité de ce liquide.

L'administration des acides végétaux sera donc nuisible aux diabétiques au même titre que celle des acides minéraux.

Acide lactique. — Le traitement du diabète par l'acide lactique mérite d'attirer notre attention d'une façon toute spéciale. Ce traitement a trouvé, en effet, un partisan et un défenseur convaincu dans la personne du professeur Cantani de Naples, dont les remarquables travaux sur le diabète sont aujourd'hui universellement connus.

Nous avons vu, dans la première partie de ce travail, l'importance en quelque sorte prépondérante que Cantani attribue à la diète carnée dans le traitement du diabète. Cette importance n'a rien d'exagéré si l'on tient compte que la grande majorité des nombreux cas de diabète rapportés dans l'ouvrage du professeur de Naples ne sont que des cas de glycosurie d'origine alimentaire, ou du moins des cas appartenant à la forme bénigne du diabète. Or, l'efficacité du régime carné chez les malades de cette catégorie est généralement admise de nos jours. Cela étant, Cantani a été amené à voir dans l'acide lactique, non pas, comme il le dit lui-même, un *remède* du diabète, mais un adjuvant du régime carné

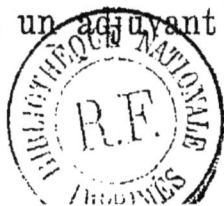

7

rigoureux auquel il condamne ses malades
pendant des mois entiers. C'est donc uniquement pour favoriser la digestion de la viande,
que Cantani a l'habitude de prescrire à ses
diabétiques 1 à 2 grammes d'acide lactique
pur, dans 130 grammes d'eau de fontaine avec
addition d'un arôme au choix du malade. « Plusieurs auteurs, ajoute-t-il, ont dit qu'il ne
fallait pas conseiller la diète carnée, à cause
des indigestions et de la diarrhée qu'elle occa-
sionnait... Or, nous avons trouvé dans l'acide
lactique un remède qui fait digérer à tous nos
diabétiques et avec beaucoup de facilité, la
viande seule, et cela pendant cinq, six, neuf
mois, condition indispensable à la guérison du
diabète. » Que l'usage exclusif de la viande
ingérée en très-grande quantité occasionne
facilement des indigestions, de la diarrhée,
de l'anorexie, cela n'est pas douteux. Mais si
l'administration de l'acide lactique n'a pas
d'autre but que celui de prévenir les troubles
digestifs, nous croyons qu'il y a tout avantage
à lui substituer des produits plus efficaces, tels
que l'acide chlorhydrique et surtout l'eau de
Vichy. L'action bienfaisante de cette dernière
sur les fonctions digestives du diabétique nous
occupera plus loin. Nous nous bornerons ici
à énumérer les raisons qui nous paraissent

contre-indiquer l'administration de l'acide lactique dans le diabète.

Tout d'abord, Cantani lui-même nous laisse entrevoir que ce médicament est loin d'être toujours fidèle, puisqu'il prévoit le cas où à la solution formulée plus haut il faudra ajouter 3, 6 ou 9 grammes de pepsine chlorhydrique pure. D'autre part, il n'est pas facile de se procurer de l'acide lactique chimiquement pur. Cantani lui-même reconnaît que l'acide lactique des pharmaciens est souvent rendu impur par la présence de l'acide butyrique et autres acides gras. « Dans ce cas, il engendre des nausées, du catarrhe gastrique et intestinal », c'est-à-dire les troubles digestifs qu'on espérait prévenir en l'administrant. Enfin, d'après les recherches expérimentales de Goltz, l'acide lactique injecté en grandes quantités dans l'estomac d'un lapin, détermine une melliturie transitoire. Il semble donc que l'acide lactique, comme les autres acides, favorise la glycosurie plutôt qu'il ne la combat. Quelle valeur accorder dès lors à l'opinion de Cantani, qui ne voit pas uniquement dans l'acide lactique un adjuvant du régime carné, mais qui lui attribue d'autres propriétés, celles « de remplacer en un certain sens le sucre inutilisable », d'être un aliment respiratoire, un combustible qui épargne les graisses et les albuminates. Loin de remplacer ce sucre inutilisable qui chez le diabétique ne dérive pas directement de l'alimentation mais provient d'un dédoublement de la matière glycogène, l'acide lactique ne ferait qu'activer ce dédoublement. On se demande dès lors où est le profit de cette manière de faire ?

Cantani, il est vrai, s'appuie sur des faits pour démontrer l'efficacité de l'acide lactique dans le diabète. Mais ces faits ne sont rien moins que probants. La lecture des observations contenues dans le livre du clinicien de Naples n'entraîne pas toujours la conviction en faveur d'une guérison durable. Il ne faut pas perdre de vue d'ailleurs que ces observations ont trait à des malades affectés de la forme bénigne du diabète et soumis à une alimentation carnée très-rigoureuse. D'autres médecins ont expérimenté le traitement de Cantani, qui n'en ont pas retiré le moindre bénéfice ; tels Ogle, Rulz, Popoff, Seegen. Ce dernier a employé l'acide lactique, à la dose quotidienne de 3 à 10 grammes, dans cinq cas de diabète de la *forme grave*. Jamais il n'a obtenu la moindre diminution de la glycosurie. Au contraire, dans deux de ces cas, la quantité de sucre éliminée dans les vingt-quatre heures alla en s'élevant, en même temps que les malades se plaignaient d'une sécheresse plus marquée de la bouche.

Quant à l'assertion de Cantani, comme quoi le traitement par l'acide lactique relève l'état des forces chez les diabétiques, elle s'appuie, en apparence, sur deux observations insérées dans son travail, mais en réalité cette assertion est des plus hypothétique.

Il nous reste à parler du traitement du diabète par les alcalins, et en particulier de son traitement thermal par les eaux de Vichy. Ici nous abordons un terrain moins stérile que celui que nous venons de parcourir. Si, en effet, jetant un coup-d'œil en arrière, nous résumons succinctement les effets obtenus dans le traitement du diabète avec les nombreuses préparations pharmaceutiques que nous venons de passer en revue, voici ce que nous constatons :

Parmi ces médicaments, qui tous ont joui d'une vogue plus ou moins durable, les uns doivent être sévèrement proscrits comme étant à la fois inefficaces et dangereux ; tels :

a. La strychnine, substance toxique des plus dangereuse à manier et dont les diabétiques n'ont aucun bénéfice à attendre ;

L'acide salicylique (et ses dérivés) que nous avons vu provoquer les accidents les plus graves chez un diabétique auquel on administra le médicament à doses massives, avec une obstination tout-à-fait coupable. Les préparations salicylées ont surtout le grand inconvénient d'irriter le parenchyme rénal et de favoriser le développement de l'albuminurie;

La digitale et la vératine qui, loin d'améliorer l'état des diabétiques, ne tardent pas à engendrer des troubles digestifs graves (anorexie, nausées, vomissements, diarrhée), complication toujours redoutable chez cette catégorie de malades.

b. D'autres médicaments, sans avoir une action nocive sur l'organisme en général, ont une tendance à aggraver plutôt qu'à diminuer la glycosurie chez les diabétiques, ainsi:

Le thymol, le benzoate de soude, les balsamiques, le bromure de potassium.

Le sulfate de quinine, qui a fait preuve d'une efficacité passagère dans des cas bénins de glycosurie, mais qui dans la forme grave du diabète ne modifie pas la maladie ou bien augmente la proportion du sucre contenu dans les urines.

Les expériences faites avec la glycérine ont abouti à des résultats absolument identiques.

c. D'autres médicaments ne diminuent la glycosurie que d'une façon apparente, parce que, agissant à titre de révulsifs intestinaux, ils font passer par les déjections alcalines une certaine quantité de sucre qu'on ne retrouve plus dans les urines. Naturellement l'hyperglycémie, qui est la cause première de tous les accidents du diabète, n'est nullement influencée par cette dérivation dont les malades se passent volontiers. Au nombre des médicaments qui agissent de la sorte, nous citerons la valériane (médicament très-efficace lorsqu'il s'agit de combattre la polyurie simple), le jaborandi et son principe actif la pilocarpine, qui ne jouissent pas seulement de propriétés sialagogues et diaphorétiques très-puissantes, mais qui, chez les diabétiques du moins, occasionnent avec une très-grande facilité des diarrhées profuses.

Les préparations arsenicales ne diminuent pas autrement la glycosurie, si l'on s'en rapporte aux faits mentionnés par Cantani et Fürbringer.

d. Restent des médicaments qui, chez un certain nombre de diabétiques seulement, se sont montrés d'une efficacité relative incontestable, mais presque toujours des plus passagères. Or, comme l'administration de ces médicaments ne peut être prolongée outre mesure sans inconvénients graves pour le malade, leur action purement palliative est de peu de valeur. Nous citerons comme tels, la teinture d'iode. Administrée à un diabétique à la dose quotidienne de 20 à 30 gouttes, elle a sur la glycosurie une action très-manifeste, mais qui ne survit pas à la médication. Or, il est impossible de prolonger celle-ci pendant quelques semaines sans provoquer des accidents gastro-intestinaux graves.

L'opium également réussit à un grand nombre de diabétiques, mais à titre de palliatif dont l'action favorable est des plus transitoires. Les heureux effets obtenus avec ce médicament chez les diabétiques sont d'ailleurs largement contrebalancés par les inconvénients qu'entraînent l'anorexie et la constipation opiniâtres, engendrées par l'administration tant soit peu prolongée des préparations opiacées.

L'acide phénique a donné entre les mains d'un certain nombre de médecins d'excellents résultats, même quand on l'employait pour combattre la forme grave du diabète. Mais, de l'ensemble des faits que nous avons exposés dans le chapitre consacré à l'acide phénique, il résulte que ce médicament, généralement abandonné aujourd'hui, est des plus infidèle; sa complète inefficacité dans beaucoup de cas de diabète est attesté par un grand nombre de médecins dignes de foi.

Les astringeants modèrent la diurèse et, à ce titre, on les prescrira avec avantage pour combattre la polyurie. Mais c'est tout ce qu'on est en droit d'en attendre, car ils ne modifient en rien les autres manifestations du diabète, en particulier la glycosurie.

Enfin, l'acide lactique a été employé surtout pour favoriser la digestion des aliments azotés dont les diabétiques sont tenus d'user largement. Or ce médicament, outre qu'il a une tendance à augmenter la glycosurie, est inférieur, comme stimulant des fonctions de l'estomac, à l'acide chlorydrique et surtout aux alcalins. Ces derniers exercent de plus sur les diverses manifestations du diabète une influence salutaire incontestable et, aujourd'hui du moins, généralement incontestée, qui les met au-dessus de toutes les médications que nous venons de passer en revue. C'est ce qu'il nous reste à démontrer.

Alcalins. — Les alcalins étaient déjà employés dans le traitement du diabète par Willis, Fothergill, Rollo, Essenuller, Traller, qui, en les prescrivant, avaient surtout en vue de combattre certains troubles digestifs, tels que les régurgitations acides, complications fréquentes de cette maladie. Mais c'est Miahle le premier qui éleva les alcalins à la hauteur d'un médicament spécifique, capable de s'attaquer au principe même du diabète. Dans son idée, les alcalins introduits dans le sang, chez un diabétique, avaient une double action ; ils détruisaient le sucre dont la présence en excès dans ce liquide est la cause immédiate des principales manifestations diabétiques, et ils neutralisaient les acides volatils qui, retenus dans le sang par suite d'un trouble secrétoire de la peau, engendraient à leur tour (suivant Mialhe) l'hyperglycémie.

Les idées théoriques émises par Mialhe pour justifier l'emploi des alcalins dans le traitement du diabète furent vivement attaqués par Lehmann, en Allemagne, et par Bouchardat, en France. Nous n'avons pas à les défendre contre ces attaques. Rappelons seulement qu'on a jadis attaché une grande valeur à des expériences instituées par Poggiale, démontrant qu'on peut injecter dans les veines d'un chien de fortes doses de bicarbonate de soude, sans entraver la formation du sucre dans le sang de l'animal. Or, des expériences plus récentes de Lomikowski (1) enlèvent aux résultats obtenus par

(1) LOMIKOWSKI. *Berlin, klin Wochensch.*, 1873, n° 40.

Poggiale une grande partie de leur valeur.
Lomikowski a constaté qu'en injectant de fortes
doses de bicarbonate de soude dans l'estomac
d'un chien, on entrave la transformation en
sucre de la matière glycogène du foie ; cet effet
serait dû à la destruction du ferment qui opère
cette transformation. Quoi qu'il en soit de cette
dernière opinion, il est généralement reconnu
aujourd'hui, depuis les immortelles recherches
de Cl. Bernard, que le sucre en circulation
dans le sang, à l'état normal ou pathologique,
dérive en droite ligne de la matière glycogène
secretée en quelque sorte par le foie et d'autres
organes tels que les muscles. Les expériences
de Lomikowski sont donc éminemment propres
à nous éclairer sur le mécanisme de l'action
physiologique des eaux de Vichy dans le diabète, où leur efficacité n'est plus contestable
aujourd'hui. Antérieurement déjà, Pavy avait
remarqué que lorsqu'on injecte une certaine
quantité de bicarbonate de soude dans le
torrent circulatoire d'un chien, l'irritation du
ganglion cervical supérieur ou de ses rameaux
vertébraux n'entraîne plus la glycosurie.

Toutefois ces données de physiologie expérimentale ne peuvent nous livrer qu'une partie
de la solution du problème. Il ne faudrait pas
croire qu'au point de vue des effets à obtenir

dans le traitement du diabète, il soit indifférent d'administrer l'eau de Vichy ou simplement une solution de bicarbonate de soude, qui, de tous les sels alcalins, réussit le mieux en pareils cas. Au point de vue de la constance et de la portée, l'efficacité du traitement pharmaceutique par les alcalins n'est en rien comparable à l'efficacité de la cure thermale par l'eau de Vichy. Ce fait tient sans doute à la composition chimique complexe de l'eau de Vichy, qui, parmi ses principes actifs, contient non-seulement des matières salines et en particulier du bicarbonate de soude, mais encore des produits organiques, peu connus d'ailleurs, et dont on n'a tenu aucun compte jusqu'ici. Voici d'ailleurs ce que l'observation des malades nous enseigne touchant les résultats produits chez un nombre considérable de diabétiques, par l'administration bien comprise des eaux de Vichy.

TRAITEMENT THERMAL

PAR LES EAUX DE VICHY.

Lorsqu'un diabétique est soumis à l'usage rationnel de l'eau de Vichy, un des premiers effets de la médication consiste dans une modification de la diurèse. Le besoin d'uriner se fait sentir avec une fréquence moindre, surtout la nuit, ce qui permet au malade de se livrer à un sommeil réparateur, avantage dont le prix n'échappe à personne. En même temps, l'urine, d'acide qu'elle était, devient alcaline. La sécheresse de la bouche et l'intensité de la soif diminuent, ainsi que la polyphagie. Les fonctions digestives deviennent plus régulières. Ces premiers effets de la médication thermale sont d'observation constante et se manifestent dès le début du traitement, au bout de 24 à 48 heures.

Un peu plus tard on constate, dans la grande majorité des cas mais non dans tous, une diminution graduelle de la polyurie et de la glycosurie. Le sucre peut même complètement disparaître des urines.

Ce résultat heureux a été observé par M. Durand-Fardel quatorze fois sur soixante-onze cas de diabète, dans lesquels la quantité de sucre a été déterminée au commencement et à la fin, ou dans le cours du traitement thermal à Vichy :

« Je n'y ai pas compris, dit cet éminent confrère dans son *Traité clinique et thérapeutique du Diabète*, les cas où la maladie venait d'être immédiatement reconnue, le traitement thermal étant intervenu alors concurremment avec le changement de régime. Tous les malades dont il s'agit avaient été soumis à un traitement rationnel ; changement du régime alimentaire dans tous les cas, et, dans la plupart des autres, administration des alcalins sous forme de bicarbonate de soude, le plus souvent, ou d'eaux de Vichy transportées ou de carbonate d'ammoniaque, quelquefois de l'opium, de toniques divers, etc. En un mot, tous ces individus se trouvaient en traitement et tous avaient déjà subi une amélioration plus ou moins prononcée, en général devenue stationnaire, relativement soit aux manifestations diverses de la maladie, soit à la proportion de la glycosurie.

» Les résultats obtenus sont donc bien le fait du traitement thermal lui-même, d'autant que le régime qu'ils suivaient à Vichy était généralement moins strict que celui auquel ils avaient pu se soumettre chez eux, la vie d'hôtel ne se prêtant pas suffisamment aux exigences de la diététique diabétique. »

Nous sommes arrivé à un résultat tout aussi radical chez plusieurs des diabétiques auxquels nous avons été appelé à donner nos soins. Voici la relation succincte des faits en question :

Observation I.

M..., âgé de 42 ans, a eu des accidents syphilitiques à l'âge de 26 ans. En 1875 il tombe, sans cause connue, sous le coup d'une prostration très-prononcée, avec impuissance absolue, ce qui ne manque pas de le préoccuper vivement. Le traitement pharmaceutique suivi à domicile n'amena aucune amélioration.

Le malade arriva à Vichy le 2 août, résolu à se suicider s'il ne retrouvait pas une partie de son ancienne vigueur.

Les urines du malade, analysées à cette époque, renfermaient 15 gr. de sucre par litre ; au bout d'un mois de traitement à Vichy, elles n'en contenaient plus de traces. Les forces étaient revenues et avec elles la puissance génitale. Nous avons revu le malade depuis lors ; sa guérison s'était maintenue.

OBSERVATION II.

M. H..., 47 ans. Depuis trois ans le malade a perdu graduellement la majeure partie de ses forces. Il y a deux ans, il a fait une cure à Cauterets, dans l'espoir de guérir d'un eczéma qui le tourmentait beaucoup. L'existence du diabète ne fut reconnue qu'au mois d'avril 1878. A cette époque, le malade éliminait 70 gr. de sucre par litre d'urine. Au moment de son arrivée à Vichy, la proportion de sucre était descendue à 7 gr. par 1,000, sous l'influence d'un régime diététique très-rigoureux que le malade suivit scrupuleusement. Au bout de quinze jours. de traitement à Vichy, l'urine du malade ne renfermait plus de traces appréciables de sucre. Le malade avait retrouvé en grande partie sa vigueur passée.

OBSERVATION III.

M. B..., 45 ans. Ce malade arrivait à Vichy le 11 juillet 1876, avec tous les symptômes caractéristiques du diabète. Il se plaignait surtout d'une grande faiblesse, d'une impuissance absolue et de fourmillements dans les jambes. Néanmoins les urines de ce malade ne contenaient que des traces de sucre, et seulement lorsqu'elles étaient recueillies pendant la période digestive. Le traitement thermal, combiné avec le régime carné, fit disparaître toute trace de glycosurie; en même temps l'état général du malade s'était considérablement amélioré.

OBSERVATION IV.

M. A..., 41 ans. Sous l'influence de fatigues intellectuelles considérables et après une nuit passée dans la neige, le malade a vu se développer chez lui des troubles digestifs caractérisés par de l'anorexie, de la flatulence, de la constipation. Plus tard il s'y ajouta de la polydipsie et de la polyurie, et l'anorexie fit place à de la boulimie. Déjà à cette époque (septembre 1875) l'analyse des urines y révélait la présence d'une certaine quantité de sucre.

A son arrivée à Vichy, au mois de juillet 1876, ce malade rendait 10 gr. de sucre par litre d'urine. Sous l'influence de la cure thermale, le sucre disparut complètement de l'urine, les symptômes mentionnés plus haut se dissipèrent. La guérison s'est maintenue depuis.

OBSERVATION V.

M. F..., 60 ans. Est diabétique depuis quinze années et depuis cette époque il boit de l'eau de Vichy à domicile (deux bouteilles par jour). Le régime alimentaire qu'il suit est loin d'être sévère au point de vue de l'interdiction des substances féculentes et sucrées.

Au mois de juillet 1877, le malade se décida à entreprendre une cure thermale à Vichy même. A son arrivée, il rendait 10 gr. de sucre par litre d'urine. *Sans modifier son régime alimentaire*, ce malade vit son état général s'améliorer considérablement, et lorsqu'il quitta Vichy ses urines ne contenaient plus de traces de sucre.

Cette diminution ou cette disparition complète de la glycosurie n'est à la vérité que passagère, mais dans beaucoup de cas elle survit pendant des semaines et des mois à la médication thermale.

Elle se montre de préférence chez les malades qui se soumettent rigoureusement au régime carné. Mais d'autre part il est démontré qu'une tolérance plus grande à l'égard des aliments féculents est un des bénéfices habituels que les malades affectés de la forme bénigne du diabète retirent d'une cure thermale à Vichy. En effet, il arrive assez souvent que les malades de cette catégorie cessent momentanément d'être diabétiques à leur retour de Vichy; non-seulement leur urine ne renferme plus que des traces inappréciables de sucre, ce qui est parfaitement conciliable avec un état général excellent, mais ils peuvent pendant une période de temps plus ou moins longue, user d'une alimentation mixte sans préjudice pour leur santé et sans que la proportion du sucre contenu dans leur urine s'élève.

La diminution de la glycosurie s'observe également chez les diabétiques de la forme grave, chez lesquels le régime carné est incapable à lui seul de faire disparaître le sucre de l'urine.

L'influence heureuse que le traitement thermal exerce sur la glycosurie et partant sur la glycémie, retentit naturellement sur l'état général des diabétiques. En même temps que leur poids corporel augmente, les malades reprennent peu à peu leurs forces ; ils sont de moins en moins anéantis par cette prostration extrême qui est un des caractères les plus frappants du diabète. Ils deviennent d'une humeur moins sombre et se sentent en quelque sorte revivre.

Cette influence heureuse s'étend également aux fonctions génésiques. L'impuissance, qui chez l'homme est une des manifestations habituelles et souvent des plus précoces du diabète, disparaît pour un temps plus ou moins long. Chez la femme, le diabète se manifeste du côté des fonctions génératrices par des troubles menstruels qui consistent surtout dans de l'aménorrhée. Cette disparition des règles préoccupe généralement les malades à un très-haut degré. Or, les médecins qui exercent à Vichy, savent parfaitement qu'un des effets les plus constants d'une cure thermale dans cette station, est de rappeler ou de régulariser le flux menstruel.

Les démangeaisons du côté des parties génitales, si pénibles aux diabétiques des deux sexes mais surtout aux femmes, et qui ont leur point de départ dans la glycosurie, se calmeront naturellement à mesure que sous l'influence de la cure thermale la quantité de sucre éliminée par les urines ira en diminuant.

En somme, les bénéfices de la médication par les eaux de Vichy peuvent se résumer ainsi :

Amélioration constante de l'état général, qui se traduit surtout par le retour des forces et l'augmentation du poids corporel. Diminution souvent notable des symptômes, tels que la polyurie, la polydipsie, la sécheresse de la bouche, l'impuissance génitale, les troubles menstruels, le prurit préputial et vulvaire, symptômes si pénibles pour les diabétiques auxquels ils rendent la vie même insupportable.

Tolérance plus grande pour les aliments féculents. C'est là un avantage inappréciable, car les malades, même les plus dociles, finissent tous par se révolter contre les prescriptions diététiques formulées dans la première partie de ce travail, et qui constituent la préface indispensable de tout traitement pharmaceutique du diabète.

Diminution de la glycémie et de la glycosurie, qui nous rend compte des heureux effets de la cure thermale; car, nous avons insisté maintes fois sur ce point, la présence du sucre en excès dans le sang et dans l'urine doit être considérée comme la cause immédiate des principales manifestations du diabète.

Dans un petit nombre seulement de cas, cette diminution de la glycosurie va jusqu'à la disparition de toute trace appréciable de sucre dans l'urine. En même temps les malades se trouvent débarrassés de tous les accidents caractéristiques du diabète, et ils peuvent impunément faire usage d'une alimentation mixte, dans laquelle les féculents figurent pour une part assez large. S'agit-il, en pareils cas, d'une guérison durable, définitive? Nous n'oserions l'affirmer. Une telle éventualité n'est certainement possible que si le diabète n'est pas l'expression de quelque lésion grossière des centres nerveux (bulbe), ou du foie, etc., et représente un simple trouble fonctionnel de la glycogénie. C'est à l'observation clinique qu'il appartient d'élucider cette question et de décider si dans les cas où, sous l'influence d'une cure thermale à Vichy, les manifestations du diabète ont radicalement disparu, le principe de la maladie ne subsiste pas à l'état latent, prêt à se révéler par ses symptômes habituels sous l'influence d'une cause telle que des écarts de régime.

Le mieux est évidemment de ne pas attendre les récidives et de recourir de nouveau à l'action bienfaisante des eaux de Vichy avant la réapparition des accidents primitifs.

De la sorte, si nous ne pouvons pas donner au malade l'assurance d'une guérison radicale et définitive, nous pourrons arriver à un résultat équivalent; car nous prolongerons indéfiniment ce que la plupart des auteurs ont considéré comme une simple guérison apparente et passagère.

Il est clair que la nécessité de recommencer la cure thermale de Vichy à des intervalles de temps plus ou moins rapprochés, tous les ans par exemple, s'impose tout particulièrement aux diabétiques qui n'ont retiré d'un premier séjour à Vichy qu'une simple amélioration, et qui continuent de rendre par les urines une quantité plus ou moins notable de sucre.

Existe-t-il des contre-indications à l'emploi des eaux de Vichy dans le traitement du diabête? Oui, lorsqu'on a affaire à des malades très-avancés, parvenus au dernier degré du marasme, il faut s'abstenir de leur porter le dernier coup en les exposant aux fatigues d'un long et pénible voyage. Mais, hors de là, rien ne doit faire hésiter le médecin dans l'emploi d'un moyen dont nous avons fait ressortir l'éclatante supériorité sur toutes les préparations pharmaceutiques expérimentées jusqu'ici contre le diabète. Même quand la maladie est sous la dépendance de quelque lésion incurable des centres nerveux, du foie, du pancréas, même quand il existe des complications graves, telles que la phthisie pulmonaire à une période peu avancée, on est en droit de s'attendre à une amélioration de l'état des malades. Pendant longtemps on a agité devant les yeux du public médical et autre, le spectre de la prétendue action débilitante de l'eau de Vichy; il y avait donc lieu de craindre cette action débilitante dans le traitement d'une maladie qui se caractérise précisément par une détérioration plus ou moins profonde de l'organisme. L'observation des malades a mis à néant ces craintes peu justifiées d'ailleurs. Des milliers de diabétiques sont venus à Vichy dans un état de débilité qui contrastait singulièrement avec leur voracité et l'énergie de leurs fonctions digestives. Ils en sont repartis pleins de vigueur et beaucoup moins polyphages. Sans doute les eaux de Vichy constituent entre des mains inexpérimentées un moyen dangereux, susceptible de provoquer des accidents. Mais ce fâcheux privilége est commun à bien des médications, et ne diminue en rien l'incontestable supériorité des eaux de Vichy dans le traitement du diabète. Cette supériorité est attestée par les cliniciens les plus renommés de tous les pays, par Trousseau (1) lui-même, qui pourtant s'était érigé en détracteur systématique des eaux alcalines en général.

Seegen, un des médecins hydrologues les plus distingués de l'Allemagne et dont les travaux sur le diabète font autorité, áprès avoir établi à l'aide de nombreuses preuves cliniques l'heureuse action de l'eau de Carlsbad dans le traitement du diabète, ajoute : « Outre les eaux de Carlsbad, les eaux de Vichy exercent également une influence heureuse sur le diabète. Très-grand est le nombre des diabétiques qui chaque année se rendent à Vichy et en reviennent améliorés, éliminant moins de sucre par les urines. Il est difficile de décider laquelle

_____

(1) Voir Trousseau, *Clinique médicale*, t. II, p. 805.

de ces deux stations convient le mieux aux diabétiques (1). »

Cantani (2), dans son traité bien connu du *Diabète sucré*, tout en contestant aux eaux alcalines le privilége de constituer le remède vrai et direct du diabète, capable de guérir cette maladie d'une façon radicale et définitive, ne peut s'empêcher de reconnaître leur extrême utilité. « La renommée dont jouissent sur ce point les eaux de Vichy, les centaines de diabétiques qui y retournent chaque année, améliorés mais non guéris, sont des preuves éloquentes et vivantes des effets avantageux de ces eaux sur le renouvellement moléculaire, et peut-être plus encore sur la digestion des diabétiques. »

Le Dᴿ Lécorché (3), dans son remarquable *Traité du Diabète sucré*, ouvrage devenu classique, constate que de toutes les eaux alcalines, celles qui paraissent avoir pour ainsi dire monopolisé le traitement du diabète, sont les eaux de Vichy et de Carlsbad. Après avoir énuméré les effets primordiaux produits par la cure thermale à Vichy, il ajoute : « L'amé-

---

(1) SEEGEN. *Der Diabètes mellitus*, 1875, p. 185.

(2) CANTANI. *Le Diabète sucré*, traduit de l'italien. Paris, 1876, p. 425.

(3) LÉCORCHÉ. *Traité du Diabète sucré et insipide.* Paris, 1877.

lioration de l'état général, le retour des forces, du moral et du sommeil, suit de très-près les changements subis par l'urine. Les eaux alcalines font, à n'en pas douter, disparaître tous les symptômes dûs à l'intoxication sucrée.

« Il est rare, il est vrai, que cette action persiste longtemps après la cessation de la cure, mais cette action même passagère des eaux de Vichy, n'en est pas moins très-utile à l'état ultérieur du malade, attendu que la glycosurie ne reparaît pas de suite avec la même intensité, et l'on peut alors, à l'aide d'un traitement fait à la maison et d'un régime approprié, lui assigner des limites qui ne sont pas incompatibles avec la santé. Il suffit alors de revenir de temps à autre à l'usage des eaux de Vichy, de recommencer une saison pour prévenir les dangers d'une intoxication et ralentir la marche du diabète. »

Nous pourrions poursuivre la série de ces citations. Nous préférons nous borner à celles qui émanent d'hommes aussi considérables que désintéressés dans la question, et qui ont proclamé l'efficacité réelle des eaux de Vichy dans le diabète, sans enthousiasme et sans parti pris. Nous n'irons pas au-delà de leurs affirmations. Comme eux, nous avons essayé de démontrer que s'il ne faut pas chercher dans l'eau de Vichy un moyen infaillible de guérir le diabète, nous y trouvons une ressource précieuse et sûre qui nous permet d'amender, pendant une période de temps souvent fort longue, une maladie cruelle contre laquelle échouent d'ordinaire tous les autres agents de la thérapeutique.

TABLE DES MATIÈRES

—

	Pages
RÉGIME ALIMENTAIRE	1
Aliments solides	22
Viande	28
Autres aliments tirés du règne animal	30
Légumes	32
Fruits	33
Sucre	34
Sel	35
Vins	35
Bière	37
Cidre	38
Lait	38
Thé et café	39
Cacao	40
Bouillon	40
Aliments solides	42
Boissons	43
HYGIÈNE DES DIABÉTIQUES	45
Opium	52
Arsenic	55
Teinture d'iode	60
Glycérine	61
Bromure de potassium	65

	Pages
Acide phénique	68
Thymol, acide benzoïque	81
Quinine	83
Digitale	88
Vératrine	90
Strychnine	90
Valériane	91
Astringeants	94
Balsamiques	95
Acides	95
Acide lactique	97
Alcalins	105
TRAITEMENT THERMAL PAR LES EAUX DE VICHY	109

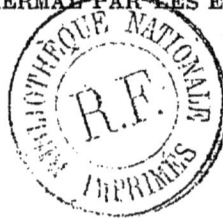

Vichy.— Imp. Wallon.